Monthly Book

Medical Rehabilitation

編集企画にあたって………

　2011年に発刊された「No. 129　半側空間無視のリハビリテーション」から約13年が経ちました．本企画のお話をいただき，基本的知識をしっかり押さえたうえで，この13年間の進歩を取り入れたものにしたい，という思いを持ち企画をまとめさせていただきました．

　半側空間無視は一側の大脳半球損傷により，障害と対側の刺激への反応低下と対側の空間における運動が障害される病態であり，脳卒中や頭部外傷後の高次脳機能障害の中でも頻度が高いものの1つです．半側空間無視はその特徴的な症状から，脳神経内科，精神神経科，リハビリテーション科，神経科学など様々な視点から研究がなされていますが，リハビリテーション医療においては，回復期のリハビリテーション治療の効率を低下させ，アウトカムを増悪させる厄介な症状です．一般的に，半側空間無視患者は病識に乏しく無視の症状に自分では気づけないため，医療者側が正しく診断・評価することが必要です．経過によりある程度の病識が得られ，代償的に無視側に意識を向けることが可能となると，机上検査や慣れた環境では改善したように見えますが，退院して環境が変わった直後や，負荷のかかる作業では無視症状が問題となる場合もあるので，自動車運転や職場復帰には十分に注意する必要があります．

　この13年間にテクノロジーの進歩により，病態理解，診断，治療について多くの知見が得られています．病態理解や診断については，機能的MRI(fMRI)，拡散テンソルイメージング(DTI-MRI)，陽電子放射断層撮影法(PET)，脳血流シンチグラフィー(SPECT)などの画像診断技術に加えて，高密度脳波計測(dEEG)，や脳磁図(MEG)などの神経生理学的手法も洗練されたことにより，脳の一部位の活動だけでなく，多くの部位の協調した活動を評価できるようになり，非損傷半球を含めた視覚注意ネットワーク全体の機能から半側空間無視の発症や回復のメカニズムを理解しようという試みがなされています．臨床診断技術として，タッチパネルや視線計測を利用した検査も実用化されつつあります．治療の分野では反復経頭蓋磁気刺激(rTMS)や経頭蓋直流電気刺激(tDCS)などによるニューロモデュレーションや仮想現実(VR)技術が積極的に応用されています．しかし，これらの研究はまだ発展途上であり，半側空間無視の病態が完全に解明されたわけでも，治療法が確立したわけでもありません．10年後には全く別の理論が発展している可能性もあります．

　本書では半側空間無視研究の最前線の研究者から，実際に臨床現場で活躍するリハビリテーション医療者まで幅広い背景の方々にそれぞれの立場で執筆いただきました．本書をきっかけに若い方々がこの分野に興味を持ち，研究や治療技術が発展していくことを期待して巻頭言とさせていただきます．

2024年2月

水野勝広

Key Words Index

Writers File

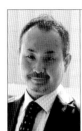

池田拓郎
（いけだ たくろう）

2011年	国際医療福祉大学福岡リハビリテーション学部（13年名称変更：福岡保健医療学部）理学療法学科，助教
2016年	同大学大学院医療福祉学研究科，助教
2017年	同大学福岡保健医療学部理学療法学科/同大学大学院医療福祉学研究科，講師
2021年	福岡国際医療福祉大学理学療法学科，講師 国際医療福祉大学大学院医療福祉学研究科，特別講師
2023年	福岡国際医療福祉大学理学療法学科，准教授 国際医療福祉大学大学院医療福祉学研究科，特別准教授

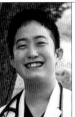

嶋本顕人
（しまもと けんと）

2019年	慶應義塾大学卒業 聖隷浜松病院初期研修
2021年	慶應義塾大学病院リハビリテーション科入局
2022年	国立精神・神経医療センター 身体リハビリテーション部 東京湾岸リハビリテーション病院

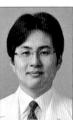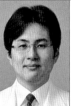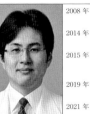

西田大輔
（にしだ だいすけ）

2008年	医師免許取得 亀田総合病院神経内科・リハビリテーション科
2014年	慶應義塾大学医学部リハビリテーション医学教室入局
2015年	済生会神奈川県病院/東神奈川リハビリテーション病院リハビリテーション科
2019年	国立精神・神経医療研究センター身体リハビリテーション科
2021年	東海大学医学部専門診療学系リハビリテーション科学，講師
2023年	国立精神・神経医療研究センター身体リハビリテーション科，医長

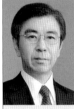

石合純夫
（いしあい すみお）

1983年	東京医科歯科大学卒業 同大学神経内科入局
1984年	埼玉県障害者リハビリテーションセンター
1987年	東京医科歯科大学神経内科，助手
1988年	東京都神経科学総合研究所リハビリテーション研究部門，研究員
1995年	同，副参事研究員
2000年	同，部門長
2005年	札幌医科大学医学部リハビリテーション医学講座，教授
2023年	新さっぽろ脳神経外科病院，名誉院長 札幌医科大学，名誉教授

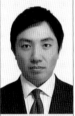
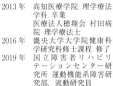

高村優作
（たかむら ゆうさく）

2013年	高知医療学院 理学療法学科 卒業 医療法人穂翔会 村田病院 理学療法士
2016年	畿央大学大学院健康科学研究科修士課程 修了
2019年	国立障害者リハビリテーションセンター研究所 運動機能系障害研究部，流動研究員
2021年	同 研究員
2021年	畿央大学大学院健康科学研究科博士後期課程 修了

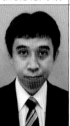

原嶋 渉
（はらしま わたる）

2013年	東海大学医学部卒業 東名厚木病院，初期臨床研修医
2015年	川崎市立井田病院総合診療科，専攻医
2017年	東海大学医学部専門診療学系リハビリテーション科学，臨床助手
2018年	伊勢原協同病院リハビリテーション科，医員
2021年	同，医長

太田久晶
（おおた ひさあき）

1997年	札幌医科大学保健医療学部作業療法学科卒業
1999年	東北大学大学院医学系研究科障害科学専攻高次脳機能障害学前期課程修了
2002年	同，後期課程修了 フランス国立衛生医学研究所第534ユニット空間行動研究室，特別研究員
2003年	社会医療法人医仁会中村記念病院，作業療法士
2005年	札幌医科大学附属病院リハビリテーション部，作業療法士
2012年	同大学保健医療学部作業療法学科，教授

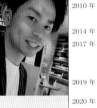

辻本憲吾
（つじもと けんご）

2010年	ユマニテク医療専門学校理学療法学科卒業 医療法人鳳林会榊原白鳳病院入職
2014年	畿央大学大学院健康科学研究科修士課程卒業
2017年	総合研究大学院大学生命科学研究科生理科学専攻博士後期課程卒業 慶應義塾大学医学部リハビリテーション医学教室，特任助教
2019年	東京大学医学部附属病院精神神経科，特任研究員
2020年	国立精神・神経医療研究センター身体リハビリテーション部，研究員
2022年	同センター脳病態統合イメージングセンター先進脳画像研究部，研究員

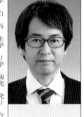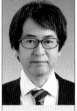

水野勝広
（みずの かつひろ）

1998年	慶應義塾大学医学部リハビリテーション医学教室へ入局
2000年	市川市リハビリテーション病院
2001年	慶應義塾大学医学部リハビリテーション医学教室，助教
2003年	慶應義塾大学月が瀬リハビリテーションセンター，助教
2006年	東京都リハビリテーション病院
2007年	国立病院機構村山医療センターリハビリテーション科，医長
2010年	国立療養所多摩全生園リハビリテーション科，医長
2012年	フランス国立衛生医学研究所第1028分室（リョン），招聘研究員
2014年	帰国
2015年	慶應義塾大学医学部リハビリテーション医学教室，特任講師
2017年	同，特任准教授
2019年	国立精神・神経医療研究センター病院身体リハビリテーション部長
2022年	東海大学医学部専門診療学科学，教授

尾崎新平
（おさき しんぺい）

2002年	東海大学開発工学部医用生体工学科卒業
2006年	高知医療学院理学療法学科卒業 赤穂中央病院リハビリテーション部
2008年	おおくまセントラル病院リハビリテーション部
2012年	畿央大学大学院健康科学研究科修士課程修了
2015年	関西電力病院リハビリテーション部
2023年	東京都立大学大学院人間健康科学研究科理学療法科学域博士後期課程修了

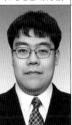

中村拓也
（なかむら たくや）

2013年	慶応義塾大学医学部卒業
2013年	さいたま市立病院初期研修医
2015年	慶応義塾大学医学部リハビリテーション医学教室，助教
2016年	東京都リハビリテーション病院，医員
2017年	国立ハンセン病療養所多磨全生園，医員
2021年	国立精神神経医療研究センター病院身体リハビリテーション部，医員
2023年	東海大学医学部専門診療学系リハビリテーション科学，助教

Contents

ここがポイント！
半側空間無視のリハビリテーション診療

編集／東海大学教授　水野勝広

Monthly Book

MEDICAL REHABILITATION No.298/2024.3 目次

編集主幹／宮野佐年　水間正澄

読んでいただきたい文献紹介

　教科書的な文献や最近の重要な研究に関する文献は本書の本文で紹介されておりますので，ここでは，私の独断と偏見で印象的な文献を紹介させていただきます．

1) Marshall JC, Halligan PW：Seeing the forest but only half the trees? *Nature*, **373**(6514)：521-523, 1995.
2) Doricchi F, Incoccia C：Seeing only the right half of the forest but cutting down all the trees? *Nature*, **394**(6688)：75-78, 1998.

　まずは，科学雑誌として最も有名と言ってもよい Nature 誌に掲載された古典的な症例報告です．執筆者は別ですが，対となる論文です．Marshall 先生と Halligan 先生の症例は「森を見て木を(半分しか)見ず」，Doricchi 先生と Incoccia 先生の症例は「木を見て森を(半分しか)見ず」という真逆の症状を呈しています．後の自己中心の無視と物体中心の無視という考え方につながるものですが，机上検査の結果などを詳細に検討されていて高次脳機能障害の症例研究のお手本のような研究だと思います．

3) Rossetti Y, et al：Prism adaptation to a rightward optical deviation rehabilitates left hemispatial neglect. *Nature*, **395**(6698)：166-169, 1998.

　言わずと知れた現在行われているプリズム適応療法の最初の報告です．Rossetti 先生によると，学位研究としては結果が保証されていないという理由で認められなかった研究を学位研究が一段落して卒業までに好きな研究ができるという時期に行った研究だそうです．リハビリテーション医学の分野でもアイデア1つで一流雑誌に掲載されると勇気づけられました．私が半側空間無視研究を始めるきっかけになった論文の1つです．

4) Thiebaut de Schotten M, et al：Direct evidence for a parietal-frontal pathway subserving spatial awareness in humans. *Science*, **309**(5744)：2226-2228, 2005.

　Nature 誌と双璧をなす米国の科学雑誌 Science に掲載された論文です．てんかん患者の脳手術中に脳の様々な部位を刺激して無視を誘発した研究です．今日のネットワーク理論の基となった症例報告です．

MB Med Reha **No.298**：**1-8**, 2024

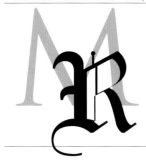

特集／ここがポイント！半側空間無視のリハビリテーション診療

半側空間無視の病態と発症メカニズム

石合純夫*

Abstract　半側空間無視とは，大脳半球病巣と対側の刺激に対して，発見して報告したり，反応したり，その方向を向いたりすることが障害される病態であり，急性期を除けば右半球損傷後に生じる「左」半側空間無視が大半である．無視症状は，頭部や視線の動きを許した状況下で起こるため，あらゆる日常生活場面で問題が生じ得る．代表的責任病巣は側頭-頭頂接合部付近であるが，前頭葉，側頭葉，視床など様々な部位の損傷で無視が起こる．したがって，右大脳半球の脳血管障害患者では，病巣によらず，半側空間無視を伴う可能性を考えて評価することが大切である．半側空間無視の発現メカニズムの基本は，空間性注意の一側への偏向にあると考えるのが一般的である．しかし，空間性注意は，感覚-運動協調を基盤として様々な脳機能の影響を受けて機能する．また，半側空間無視の最終表現は，方向性を持たない複数の認知機能の影響も受ける．これらのことを念頭に置いて，無視症状を分析的にみるように心がけてほしい．

Key words　半側空間無視(unilateral spatial neglect, hemispatial neglect)，定義(definition)，病態(pathophysiology)，空間性注意(spatial attention)

はじめに

　健常なヒトは，外界の空間とその中の対象に対して，ほぼ左右平等に付き合うことができる．その神経基盤として，「空間性注意(spatial attention)」が想定される．空間性注意とは，「外界と個体との空間的関係の中で，意識を適切な対象に集中し，また必要に応じて移動していく過程の総体」と定義できる[1]．半側空間無視は，空間性注意の方向性の偏りに，その臨床的表現を顕在化するいくつかの要因が加わって起こると考えられる[2]．重症度は様々であるが，半側空間無視は，リハビリテーションを必要として入院している右半球脳血管障害患者の約4割に認められる[3]．本稿で書ききれない詳細や文献については拙著「高次脳機能障害学第3版」[2]も参考にされたい．

定　義

　半側空間無視とは，大脳半球病巣と対側の刺激に対して，発見して報告したり，反応したり，その方向を向いたりすることが障害される病態である[2)4)]．急性期を除けば右半球損傷後に生じる「左」半側空間無視がほとんどである．そこで，本稿で特に記載しない場合は，左半側空間無視を指すこととする．

症候の特徴

- 半側空間無視は，頭部や視線の動きを許した状況下で生じる症状であり，日常生活のあらゆる場面で問題が生じ得る．
- 半側空間無視と半盲とは基本的に独立した症状である．例えば，右後頭葉内側面損傷による半側空間無視のない左同名性半盲患者は，視線を

* Sumio ISHIAI，〒 004-0051　北海道札幌市厚別区厚別中央1条6-2-10　新さっぽろ脳神経外科病院，名誉院長／札幌医科大学医学部リハビリテーション医学講座，名誉教授

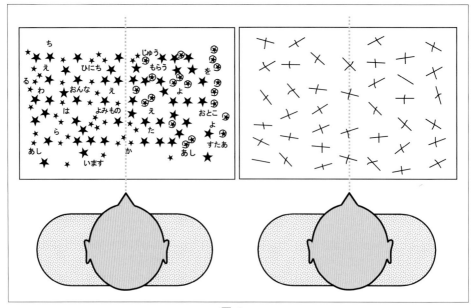

図 1.
無視される範囲は課題によって変化する.
星印抹消試験(左)では左半分が完全に見落とされているが, 線分抹消試験(右)ではわずか
な見落としで, 左方まで探索されている.

半盲側の左側に移動することにより, 空間の全体を見渡すことができる. 一方, 半側空間無視患者の視野は, 完全に保たれている場合から, 左下四分盲, 不完全または完全な左同名性半盲まで様々である.

- 半側空間無視は「見渡せる範囲の空間」で起こる障害である. この範囲を超えた移動などでも無視症状が現れるが, それは, 見渡せる空間, あるいはその脳内表象での無視の影響と言える.

- 無視される半側空間(hemispace)という表現も見受けられる. しかし, **図1**に例を示すように, 空間において無視される一定の「境界」が存在するわけではなく, 課題や状況によって範囲は変化する. 自己中心座標系の右方で発見や反応が良好であり, 左方でこれらが困難になると理解するのがわかりやすい[2].

- 注目した1つの物体あるいは一定の枠組み(frame)内の処理における半側空間無視も起こり, 物体(刺激)中心の無視(object-(stimulus-)centered neglect)[5]と呼ばれる. この場合, より左側にある対象を探索・発見できるのに, 右側にある物体の左側を無視する現象も起こる.

臨床症状

1. 急性期

重度の半側空間無視患者は, しばしばベッド上で頭部, 眼球を右方へ向けている. 正面を向いている場合でも, 外界からの刺激に対して右側を向きやすく, 左側からの刺激には反応できない.

2. 病棟生活

ナースコールや眼鏡などを左側に置くと見つからなくなる. 食事を摂るようになると, 左側の皿に手をつけなかったり, 茶碗の内容の右半分だけを食べたりする. 歯磨きなど整容でも, 左側を残してしまう. この他, 多くの日常生活活動で半側空間無視の症状が生じる.

3. 移動・移動

移乗訓練が始まると, 車椅子の左側のブレーキをかけ忘れたり, 左足をフットレストから降ろし忘れたりして転倒しやすい. 車椅子自走では左側をぶつけやすく, 歩行が可能な場合には左肩や左前額部を入り口などの左側にぶつけることがある. また, 左側に曲がるべきところをしばしば直進して部屋が見つからないほか, 廊下や出入り口

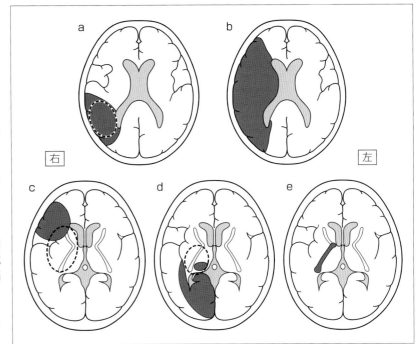

図 2.
半側空間無視を生じる病巣（図の左が右半球）
脳梗塞をグレーで示し，脳出血を破線で付記する．
　a：右側頭-頭頂接合部または下頭頂小葉病巣（点線は同部位の皮質下出血）
　b：中大脳動脈領域脳梗塞
　c：前頭葉病巣と大きな被殻出血
　d：後大脳動脈領域梗塞で側頭葉内側部か視床後部の穿通枝領域を含む病巣と視床外側よりの脳出血
　e：前脈絡叢動脈領域脳梗塞
　　　　　　　　　　（文献 2 より引用）

で右折傾向が見られる．

4．病識の問題

　注意が向かなければ，対象を見落としているという意識は生じず，基本的に，半側空間無視に対する病識は生じ難い．リハビリテーションなどで左側の見落としを指摘されたり，移動時に左側をぶつけたりすることを重ねると，「左側を見落とすので注意するようにしています」などと述べるようになる．しかし，その場合でも，頭で（言語性に）わかっているだけで行動に結びつかず，真の病識とは言えない．これに加えて，病状を深刻に考えない病態無関心もあり，半側空間無視患者には転倒事故が起こりやすい．

5．物品の認知

　半側空間無視患者は，まとまりの良い物品や顔は良好に認知でき，対象が半分に見えるとは言わない．ただし，左右非対称な物品では，右側部分のみに注意が向き，誤った認知が起こり得る（例：金槌を水平に，持ち手を右側にして提示すると「棒」と言う）．

6．Near space と far space

　手が届く near space とそれよりも先の far space とで，半側空間無視の程度が異なる症例が報告されている[6][7]．しかし，臨床的に，机上の検査で無視が検出されるが，より遠い空間を見渡して移動する場合に全く問題がないというケース，あるいはその逆はまずない．

7．自己身体の認知

　指示に応じて右手で自己身体の左側を指し示したり，触ったりすることができない personal neglect[8]は，急性期に半側空間無視と合併して見られることがあるが，慢性期まで残ることは少ない．

病　巣

　臨床的に半側空間無視がよく見られる病巣部位は，古典的に重要視されてきた側頭-頭頂接合部付近である[4][2]．しかし，半側空間無視を起こす病巣は多様であり，前頭葉，側頭葉，視床，内包後脚，基底核など様々な部位が知られている（**図 2**）．すなわち，右大脳半球の脳血管障害であれば，ほとんどどこでも半側空間無視が起こり得ると考えて評価することが重要である．

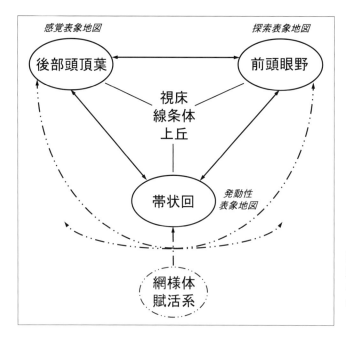

図 3.
空間性注意の神経ネットワーク
（文献 2 より引用，Mesulam 文献10の図
を改変，加筆）

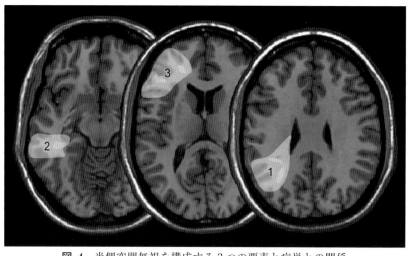

図 4. 半側空間無視を構成する 3 つの要素と病巣との関係
第1の要素，知覚性／視空間性要素の無視は右下頭頂小葉の縁上回付近の病巣と関連した(図中の1).
第2の要素，対象中心／物体中心の要素の無視は右側頭葉の海馬傍回に中心を持ち，中側頭回に向
かって白質内に伸びる病巣と関連した(図中の2).
第3の要素，探索的／視覚運動性要素の無視は，右下前頭回，より前方の背外側前頭前皮質，中前頭
回後部と関連した(図中の3).

（文献 12 より引用，Verdon ら文献11の図 5 を模式図化）

空間性注意の神経ネットワーク

1. 病巣の多様性と半側空間無視発現の要素

皮質病巣の多様性とそれらを結ぶ白質神経路に
関する研究[9]の進展は，改めて，Mesulam[10]に代表
される，半側空間無視の要素と病巣を含めた空間

性注意の神経ネットワーク仮説の考え方(図3)を
裏づけることとなった．Verdon ら[11]は，半側空間
無視を構成する要素を 3 つ抽出して，病巣との関
連を分析した．第1の要素は，線分二等分試験な
どで明らかとなる知覚性／視空間性要素の無視で
あり，右下頭頂小葉の縁上回付近の病巣と関連し

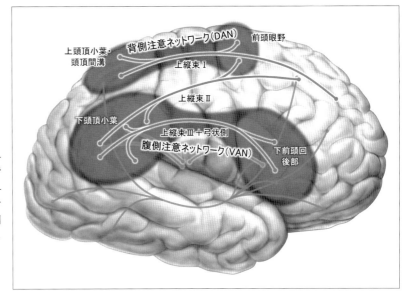

図 5.
空間性注意のネットワーク
近年は, 腹側注意ネットワーク(ventral attentional network；VAN)と背側注意ネットワーク(dorsal attentional network；DAN)とに分けて考えることが多い. 腹側(VAN)と背側(DAN)とは, 上縦束Ⅱが橋渡しする形となる.

（文献2から引用）

た(**図 4**[12]). 第2の要素は, 複合語の読みやOtaら[13]の探索課題で明らかとなる対象中心/物体中心の要素の無視であり, 右側頭葉の海馬傍回に中心を持ち, 中側頭回に向かって白質内に伸びる病巣と関連した. 第3の要素は, 抹消試験に現れる探索的/視覚運動性要素の無視であり, 右下前頭回, より前方の背外側前頭前皮質, 中前頭回後部と関連した.

2. 空間性注意の神経ネットワーク

CorbettaとShulman[14]は, 空間性注意の神経ネットワークにおける背側ネットワークと腹側ネットワークの機能に関する仮説を提案した. 機能画像や拡散テンソルトラクトグラフィなどの研究は, ある程度これを支持する成果をもたらした[15]. 半側空間無視の病巣論を踏まえて, 空間性注意の神経ネットワークについて整理すると次のようになる.

空間性注意の神経ネットワーク(**図 5**)における背側注意ネットワーク(dorsal attentional network；DAN)は, 上頭頂小葉・頭頂間溝皮質と上前頭回・前頭眼野皮質とそれらを連絡する主に上縦束Ⅰからなる. 一方, 腹側注意ネットワーク(ventral attentional network；VAN)は, 側頭-頭頂葉接合部皮質(下頭頂小葉)と中・下前頭回とそれらを結ぶ上縦束Ⅲと弓状束からなる. それぞれの機能に関する大まかな考え方は, 以下の通りである. 背側注意ネットワークは, 空間内の刺激とそれに対する反応において目標指向性(トップダウン)の選択を準備・適用する機能を主に担い, 左右両半球の背側注意ネットワークの機能はほぼ同等である. 一方, 腹側注意ネットワークは, 空間における目立った/予期しない刺激のボトムアップ的入力に対して, 行動上意義のあるものへ注意を再指向して検出する機能を担う. 腹側注意ネットワークは右半球優位である. 背側と腹側のネットワークは, 協働して空間性注意をコントロールする. 上縦束Ⅱは, 腹側注意ネットワークと背側注意ネットワークを橋渡しする形となる[16].

3. 半側空間無視の病巣の位置づけ

半側空間無視の病巣は, 空間性注意の神経ネットワークの主に腹側注意ネットワークに位置づけられる. 実臨床において, 無視が最も典型的かつ重度に現れるのは, 側頭-頭頂葉接合部皮質・皮質下の病巣である. この病巣は, 空間性注意の神経ネットワークで重要な皮質領域を損傷するだけでなく, 腹側系の白質を損傷し, かつ, 上縦束Ⅱの損傷により背側系にも機能的障害を及ぼすことにより, 無視症状を重くしている可能性がある[17].

4. ネットワークの側性化

「なぜ右半球損傷による「左」半側空間無視が多いのか?」に対する説明としては, 古典的なWeintraubとMesulam[18]によるものがわかりやすい

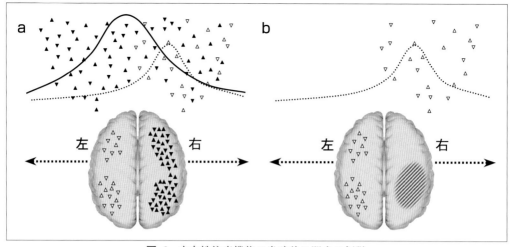

図6. 方向性注意機能の半球差に関する仮説

a：右半球は黒い三角の分布および実線の釣鐘状のグラフで示したように，左右空間に注意を向けられる．一方，左半球は，白い三角および点線のグラフで示したように，主に右空間への注意機能しか持たない．

b：右半球に損傷を受けると，白い三角と点線のグラフで示された左半球による右空間への注意機能しか残らず，左半側空間無視が生じる．

（文献2より引用）

（**図6**）．すなわち，右半球の空間性注意のネットワークは，左右の空間に注意を向けることができるが，左半球のそれは対側の右空間にしか注意を向けられないと考える．右半球のネットワークが損傷されると，左半球のネットワークによる右空間への空間性注意能力しか残らず，左半側空間無視が起こることになる．

発現メカニズム

1．要素的障害についての考え方

視野障害については，既に述べたように，同名性半盲と半側空間無視は独立した症状と考えられている．また，共同偏視のような眼球運動障害についても，その影響を除いた課題[19]でも無視が出現することから，直接の原因とは考えられていない．むしろ，右方視が半側空間無視の症状であることも少なくない．

2．感覚性注意障害と方向性運動低下

半側空間無視の感覚性と運動性の側面を分離して検討しようという試みは，1990年代に始まった．そのうち，TegnérとLevander[20]は，90°合わせ鏡で左右反転させた視覚入力の条件と通常の条件とを比較し，方向性運動低下は前頭葉を病巣に含む例に，感覚性（視覚性）注意障害は後方に限局した病巣の例に見られることを示した．これを支持する追試も報告されたが，視覚性注意障害と方向性運動低下のどちらが主役かというバランスは，1人の患者の中でもさほど堅固でない可能性や，課題によっても変化する可能性も指摘されている．

3．表象障害説

Bisiachら[19]は，思い出した視覚イメージについて述べる際に，身体から見て左側の無視が生じることを報告し，これを脳内で再現する「表象地図」の一側性障害に原因を求めた．しかし，半側空間無視患者でも左側の表象を賦活させる課題を用いれば，左側への反応が可能となる場合があり，単純に表象地図の一側性障害とは考えがたい[21]．今日，表象障害説のみで半側空間無視を説明することはあまりない．

4．注意障害説

今日では，右半球において，空間性注意の神経ネットワークの主に腹側注意ネットワークが損傷されることにより，空間性注意の右方への偏りが生じた状態が半側空間無視の基本的発現メカニズムと考えられている．

半側空間無視の臨床像を考えるうえでは，空間性注意の移動の諸相として，捕捉(engagement)，解放(disengagement)，再指向(reorientation)を考えると理解が深まり，リハビリテーション治療の進め方のヒントにもなる．半側空間無視患者でも，急性期を脱すると，何もしていない状態や診察者と対面した状態では，視線が正面正中を向くようになることが少なくない．しかし，課題が提示されると，注意は磁石に引かれるようにその右側部分に向かい(early orientation of attention[22])，向かった右側の対象に注意が捕捉される．その後，他の対象を発見しようとしたり，発見したりしても，そこからの注意の解放が難しい．解放できれば，他の対象への再指向が可能となる．

もう1点，空間性注意は必ずしも独立した機能とは言えず，感覚と運動の協調を基盤にして機能しているということを理解しておいてほしい．運動(反応)を行っている空間的位置・方向の感覚情報処理が向上するのは，脳における注意機能の特性と言える．また，逆に，感覚情報処理が行われている位置・方向に運動を指向し遂行するのが容易であるのも注意機能の特性である[23]．このような外的空間での感覚と運動の協調を基盤に空間性注意が機能する一方で，自発的意図や言語性の誘導などによるトップダウンの指向が加わって，空間性注意の方向性が制御される．

5．半側空間無視発現に関与する非空間性要因

慢性期に半側空間無視が残存する要因として，左右の方向性を持たない全般性注意レベルの問題が指摘されている[24]．Robertsonら[25]によれば，机を不規則な周期で叩きながら「集中して！(attend!)」と大きな声で言うなどして，覚醒度を高めることが無視の改善につながると言う．また，半側空間無視患者には，課題遂行が性急で持続性が乏しい傾向が見られる．筆者らは，線分抹消試験で印をつける代わりに番号を1から振らせていくと見落としが減少することを示した[26]．この場合，次の番号を振る線分を探そうとするため

に発動性が向上し，探索が持続したと考えられる．

課題によっては，言語性能力が結果を左右する．半側空間無視患者の時計描画は言語性知能の影響を受けやすい．また，立方体透視図の模写成績も半側空間無視と言語性知能低下の両者の影響を受けて低下する[2]．一方，花の絵の模写では，しばしば花弁の枚数を数えて描こうとする言語性方略が有意となり，数えた枚数だけ右側に配置してしまうことが少なくない．しかし，枚数にこだわらずにぐるりと一周するまで描くように指示して，空間性方略を導入すれば完成できる[2]．花の絵の模写では，言語性方略と空間性方略を並行して使えない問題点があると推定される．

おわりに

半側空間無視は，冒頭の定義にあてはまる様々な臨床的発現型を包括した症候である．空間性注意の一側への偏向を半側空間無視の発現メカニズムの基本と考える場合でも，空間性注意自体が感覚-運動協調を基盤とし様々な脳機能の影響を受けた複合的機能であることを忘れてはならない．さらに，半側空間無視の最終表現は，方向性を持たない複数の認知機能の影響も受ける．「純粋な」無視症状という考え方は，もうあまりないと思うが，少なくとも本稿で述べたポイントに立脚して，半側空間無視の症状を分析的にみるように心がけてほしい．

文　献

1) Mesulam MM：Attention, confusional states, and neglect. Mesulam MM(ed), In Principles of Behavioral Neurology, 125-168, FA Davis, 1985.
2) 石合純夫：高次脳機能障害学第3版，医歯薬出版，2022.
3) 石合純夫(BIT 日本版作製委員会代表)：BIT 行動性無視検査 日本版，新興医学出版社，1999.
4) Heilman KM, et al：Neglect and related disorders. Heilman KM, et al(eds), Clinical Neuropsychology 3rd ed, 279-336, Oxford University Press, 1993.

5) Driver J, Halligan PW：Can visual neglect operate in object-centered co-ordinates? An affirmative single-case study. *Cogn Neuropsychol*, **8**：475-496, 1991.

6) Halligan PW, Marshall JC：Left neglect for near but not far space in man. *Nature*, **350**：498-500, 1991.

7) Cowey A, et al：Left visuo-spatial neglect can be worse in far than in near space. *Neuropsychologia*, **32**：1059-1066, 1994.

8) Bisiach E, et al：Unilateral neglect：personal and extra-personal. *Neuropsychologia*, **24**：759-767, 1986.

9) Doricchi F, Tomaiuolo F：The anatomy of neglect without hemianopia：a key role for parietal-frontal disconnection? *Neuroreport*, **14**：2239-2243, 2003.

10) Mesulam MM：Spatial attention and neglect：parietal, frontal and cingulate contributions to the mental representation and attentional targeting of salient extrapersonal events. *Philos Trans R Soc Lond B Biol Sci*, **354**：1325-1346, 1999.

11) Verdon V, et al：Neuroanatomy of hemispatial neglect and its functional components：a study using voxel-based lesion-symptom mapping. *Brain*, **133**：880-894, 2010.
   Summary 半側空間無視の病巣と機序の先行研究を踏まえた研究成果を示しており，病巣研究の方向性の基盤となる内容である．

12) 石合純夫：半側空間無視の発症機序と責任病巣. *MB Med Reha*, **129**：1-9, 2011.

13) Ota H, et al：Dissociation of body-centered and stimulus-centered representations in unilateral neglect. *Neurology*, **57**：2064-2069, 2001.

14) Corbetta M, Shulman GL：Control of goal-directed and stimulus-driven attention in the brain. *Nat Rev Neurosci*, **3**：201-215, 2002.

15) Chica AB, et al：Two cognitive and neural systems for endogenous and exogenous spatial attention. *Behav Brain Res*, **237**：107-123, 2013.
   Summary レビューであるが，空間性注意の機能と背側と腹側の神経ネットワークなどを包括的に理解するのに役立つ内容である．

16) Urbanski M, et al：Brain networks of spatial awareness：evidence from diffusion tensor imaging tractography. *J Neurol Neurosurg Psychiatry*, **79**：598-601, 2008.

17) Bartolomeo P, et al：Brain networks of visuospatial attention and their disruption in visual neglect. *Front Hum Neurosci*, **6**：110, 2012.

18) Weintraub S, Mesulam MM：Right cerebral dominance in spatial attention. Further evidence based on ipsilateral neglect. *Arch Neurol*, **44**：621-625, 1987.
   Summary 古くなったが，空間性注意の大脳半球側性化に関する論文として，一度は読んでおくことが勧められる．

19) Bisiach E, Luzzatti C：Unilateral neglect of representational space. *Cortex*, **14**：129-133, 1978.

20) Tegnér R, Levander M：Through a looking glass. A new technique to demonstrate directional hypokinesia in unilateral neglect. *Brain*, **114**：1943-1951, 1991.

21) Ishiai S：Perceptual and motor interaction in unilateral spatial neglect. Karnath HO, et al (eds), The Cognitive and Neural Bases of Spatial Neglect, 181-193, Oxford University Press, 2002.

22) Gainotti G, et al：Early orientation of attention toward the half space ipsilateral to the lesion in patients with unilateral brain damage. *J Neurol Neurosurg Psychiatry*, **54**：1082-1089, 1991.

23) Rizzolatti G, et al：Mechanisms and theories of spatial neglect. Boller F, et al(eds), Handbook of Neuropsychology, Vol 1, 223-246, Elsevier, 1988.

24) Robertson IH：Do we need the "lateral" in unilateral neglect? Spatially nonselective attention deficits in unilateral neglect and their implications for rehabilitation. *Neuroimage*, **14**：S85-S90, 2001.

25) Robertson IH, et al：Sustained attention training for unilateral neglect：theoretical and rehabilitation implications. *J Clin Exp Neuropsychol*, **17**：416-430, 1995.

26) Ishiai S, et al：Improvement of unilateral spatial neglect with numbering. *Neurology*, **40**：1395-1398, 1990.

MB Med Reha **No.298**：**9-17**, 2024

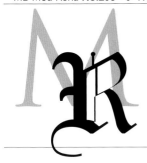

特集／ここがポイント！半側空間無視のリハビリテーション診療

半側空間無視の評価のポイント

高村優作*¹　大松聡子*²　河島則天*³

Abstract　半側空間無視の評価には，本邦で広く使用されている行動性無視検査（BIT）に代表される机上検査だけでなく，コンピュータによる検査や視線計測など様々な手法が存在する．評価を行う際の目的は大きく2つに分けられる．1つは，半側空間無視の診断および重症度を把握し，予後予測や治療効果の予測などを行うための評価である．もう1つは，探索・選択時の空間性注意バイアス，覚醒・持続性注意などの半側空間無視症状に含まれる特性や，代償戦略を含め回復プロセスを明らかにすることで，臨床治療に役立てるための評価である．本稿では，机上検査，コンピュータによる検査，視線計測による評価などの評価手法を，上記2つの視点に分けて，それぞれの特徴を記述する．

Key words　半側空間無視（unilateral spatial neglect；USN），机上検査（paper and pencil test），コンピュータによる検査（computer-based test），視線計測（eye-tracking assessment）

はじめに

半側空間無視（unilateral spatial neglect；USN）は，後天性の脳損傷により生じた身体空間／身体外空間の情報処理における，明確かつ一貫した空間的非対称性を指し，無視空間にある刺激の検出や注意，反応の困難さ（陰性症状）に加えて，保続行動などの過度な生成的行動（陽性症状）などが生じる[1)2)]．USN は近年，空間性注意に関わる，背側注意ネットワークと腹側注意ネットワークの不均衡によって生じることが知られている[1)]．背側注意ネットワークは上頭頂小葉および頭頂間溝領域と前頭眼野領域から構成され，空間的位置や特徴に対して注意を向けるような「トップダウン」の注意に関与する．腹側注意ネットワークは側頭頭頂

接合部と腹側前頭皮質から構成され，外的刺激や周辺環境の変化に対する注意の再定位反応などの「ボトムアップ」の注意に関与する．

USN の理解を難しくする要因として，無視症状の表出型の多様性がある．この原因として，探索・選択時の空間性注意バイアス，空間性ワーキングメモリーの障害，覚醒・持続性注意，選択的注意との強い連関，さらに無視空間への代償の混在などが挙げられる[2)~4)]．

リハビリテーション場面において，半側空間無視の評価を行う目的は大きくは2つに分けられる．1つ目は，半側空間無視の診断および重症度を把握し，予後予測や治療効果の予測などを行うための評価である．2つ目は，上述したようなUSNのサブタイプや詳細な性質や回復プロセスを明ら

*¹ Yusaku TAKAMURA，〒 359-8555 埼玉県所沢市並木 4-1　国立障害者リハビリテーションセンター研究所運動機能系障害研究部，研究員
*² Satoko OHMATSU，国立障害者リハビリテーションセンター病院再生医療リハビリテーション室，作業療法士
*³ Noritaka KAWASHIMA，国立障害者リハビリテーションセンター研究所運動機能系障害研究部神経筋機能障害研究室，室長／国立障害者リハビリテーションセンター病院再生医療リハビリテーション室，研究員

表 1．BIT 抹消検査における健常成人の所要時間

課　題	平均±SD (秒)	範　囲	所要時間の上限 (秒)
線分抹消	32.0±9.9	16.9～60.1	55
文字抹消	99.2±29.8	48.3～175.9	160
星印抹消	61.5±18.1	37.9～125.2	100

(小泉ら[10]，2004 を元に記載)

かにすることで，臨床的治療に役立てるための評価である．本稿では，机上検査，コンピュータによる検査，視線計測による評価などの評価手法を，この2つの視点から記述する．

USN の診断と重症度に関する視点

1．机上検査

本邦では行動性無視検査(BIT)が主に用いられている．BIT 通常検査は線分抹消試験，文字抹消試験，星印抹消試験，模写試験，線分二等分試験および描画試験からなる[5][6]．BIT などの机上検査は臨床現場において簡便かつ迅速な評価が可能という利点があり，特に発症後早期の段階では感度良く検出することができる[7]．合計点がカットオフ値(131点)以下であればUSNありと診断されるが，各下位検査でカットオフ値以下のものが1つでもあれば，半側空間無視の存在が疑われる．その場合は見落としや誤りが見られる空間に左右差があるかどうかで判断する．重症度の分類として，カットオフ値以下となった下位検査数により分類する方法がある(1～2軽症，3～4中等度，5～6重度)[8][9]．BITには制限時間が設定されていないが，健常者45名(63.9±7.3歳)の抹消検査の所要時間データを参考(**表1**)に，上限を超える場合はUSN の可能性を含め探索プロセスを含め検討すると良い[10]．日本高次脳機能障害学会では，特に右半球損傷後の自動車運転再開時には所要時間(文字抹消を除く)を参考にすることを推奨している．

留意点として，机上検査で一見 USN が確認されない／改善した場合でも，日常生活場面や新規の課題において，USN が顕在化する場合がある．Azouvi ら[11]は，3つの机上検査のうち1つでも

USN が見られた症例の割合は65.4%であったのに対し，日常生活上の評価で1点以上であった症例は96.4%であったと報告している．欧州神経アカデミーにおいても，単独の机上検査のみでなく複数の検査を用いること，可能であれば日常生活上の評価を行うことが推奨されている[12]．日常生活上の USN 評価の詳細および具体的手法に関しては，他稿を参照いただきたい．

2．コンピュータによる検査や視線計測

コンピュータによる検査手法の多くは心理学研究における実験パラダイムで用いられてきたものであり，USN 研究では，Posner cueing 課題などに代表される反応時間課題が主に用いられている[13]．特に慢性期症例においては，机上検査よりも Posner cueing 課題による評価が感度良く USN を検出することが報告されている[7]．Bartolomeo は，机上検査において USN が改善している症例であっても Posner cueing 課題では，課題開始時の左側反応遅延が見られたことを報告している[14]．また，Deouell[15]らは，発症後に自動車運転を再開し，発症後12年間で左側の事故を9回起こした症例の BIT は143点であったにも関わらず，コンピュータによる検査では左側の反応遅延が顕在化したことを報告している．現状では机上検査と比較して，国内で一般化されたものがないためアクセシビリティに課題があると言えるが，特に慢性期症例の USN を検出するためにコンピュータによる検査が有用であるため効果的な利用が必要であると思われる．

視線計測も，近年使用されることが多くなってきている評価手法である．Kaufmann ら[16]は，視線計測による評価が机上検査と比べて感度良くUSN を検出できることを報告しており，机上検査を補完する有用な手段として報告されている[17]．視線計測機器も以前よりも種類が増えてきていることからも，将来的な臨床現場における活用が期待される．

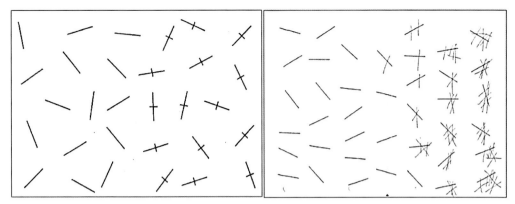

図 1. 抹消課題

USN 症状の特性を理解するための視点

1．机上検査

机上検査は USN の性質や回復過程をよりよく把握するためにも有用である．USN の発現空間から見た症状分類では空間座標系による分類（自己中心性 USN／物体中心性 USN），空間領域による分類（身体空間／身体近傍空間／身体外部空間／表象空間）ができる．一方，発現機序による分類では，① 視知覚性要素の USN が強調される二等分課題や描画模写課題，② 物体中心性要素の USN が強調される Ota test[18]や文章音読，③ 探索的／視運動性要素の USN が強調される抹消課題は，それぞれ，① 右下頭頂小葉とその深部白質，② 右の海馬傍回から中側頭回とその周辺白質，③ 右中・下前頭回，と異なる責任脳損傷領域を持つ特性であることが報告されている[19]．

また，探索パターンや模写・描画結果，遂行時間などの質的特徴に注目することも有意義である．例えば，線分抹消課題においては左半分の線をキャンセルしないのが典型的である（**図1左側**）一方，**図1右側**に示すように同じ線を複数回キャンセルするという現象が見られることがある．この保続現象は，反復性マーキングと呼ばれ，これが見られる症例は USN の重症度が高く，ADL 指標が低値であることも報告されている[20]．こうした保続現象の原因には，頭頂葉病変では空間性ワーキングメモリーの障害が，前頭葉病変では遂行機能に関する障害が関与する可能性について言及されている[21]．

このように，USN 症状は空間性注意の方向バイアスに加えて，非無視空間にある視覚刺激に影響を受け，相互作用的に無視空間の刺激を発見することの困難さが助長される．実際に，線分抹消課題でも通常の印をつけていく条件と比較し，線分を消していく条件において抹消数が増加することも知られている[22]．

最後に，模写・描画課題であるが，この評価は成否のみでなく，遂行プロセスや結果に注意を払うことが重要である．典型的には右側のみ模写し左側を書かないが，そのほかにも，右側に余分なものを書いてしまう場合や，左側が拡大する場合（left hyperschematia），また左側にあるものを右側に書いてしまうなど様々なパターン（アロキリア）が存在する[2]．USN だけでなく，構成障害や右半球損傷と左半球損傷，認知症などによっても異なる特徴を示す[23][24]ため，注意深く観察することが必要である．石合による総説論文もこれらの詳細を把握するために有用であるので，参照いただきたい[25]．

2．コンピュータによる検査や視線計測

コンピュータによる検査は，反応時間の記録，動的な刺激の呈示など机上検査と比較して，多様な課題設定が可能である．よく使用される選択反応課題の1つ，Posner cueing 課題[26]を用いた研究でも，腹側前頭皮質に損傷がある症例では，右空間（非無視空間）であっても反応遅延があり，左空間（無視空間）における反応遅延についても側頭頭

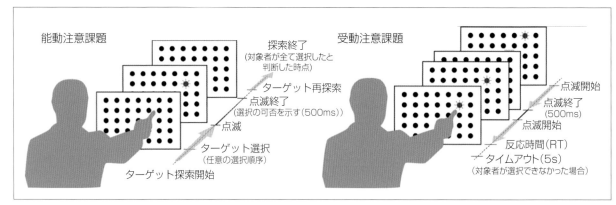

図 2. 受動注意課題と能動注意課題

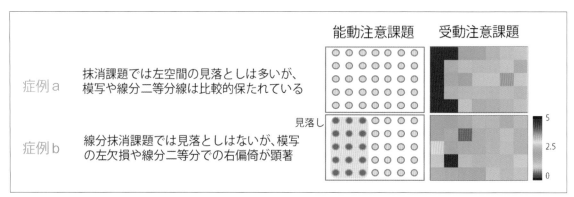

図 3. 2症例の対比構造

頂結合部付近に損傷がある症例よりも重度であることが示された[27]. つまり, USN 症例においては無視空間だけでなく非無視空間であっても持続性注意の低下や注意の再定位など非空間性注意の低下が存在する可能性に留意する必要がある. 他の研究でも, USN 症例では, 正面の刺激に対するエラー数が多いことや, 右空間の聴覚刺激に対する反応が遅延するなど, 注意の強度的側面である覚醒度(alertness)の低下や持続性注意機能が低下することが知られている[28)29]].

我々は, タッチパネルディスプレイ上に横7列, 縦5行に配置した35個の円形オブジェクトに対する選択課題(図2)として, 相対的に能動的注意を要する能動注意課題(図2左)と相対的に受動的注意を要する受動注意課題(図2右)の2課題を作成した[30]. 能動注意課題は, 線分抹消試験と同様に, 任意の順序でオブジェクトを示指にて選択する課題である一方, 受動注意課題は, ランダムの順序

で点滅するオブジェクトを示指にて選択する課題である. ここで各課題において典型的なエラーを示した2例について紹介する. 図3に示す症例aは線分・星印抹消課題および能動注意課題で左空間の見落としが顕著である一方, 受動注意課題では若干の反応遅延はあるものの, 左空間の見落としは1つのみであった. 対して, 症例bは線分抹消課題, 能動注意課題ではほぼ見落としはないものの, 線分二等分課題での右偏倚と受動注意課題における左空間を中心に著しい反応時間の遅延を認めた. 両症例は2つの注意ネットワークの機能を反映しており, こういった評価によって無視症状の特徴を明確化することが可能である. ほとんどの USN 症例は症例bのように受動的注意の停滞を伴うことが多い. しかし, 稀ではあるが症例aのような能動的注意の停滞を伴う症例が一部存在する. これは, 背側注意ネットワーク領域は脳卒中の好発領域ではないことも影響していると思わ

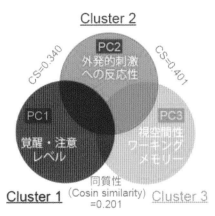
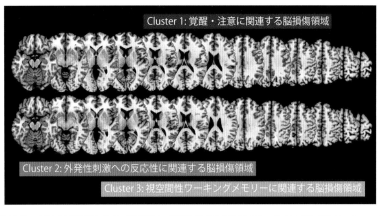

図 4. 半側空間無視の構成要素と関連する損傷領域

れる．脳腫瘍症例の研究において，前頭葉内側領域の損傷によって探索課題優位の USN が生じるとの報告もなされている[31]ため，十分に留意して評価を行う必要がある．

我々は両課題および BIT から複数の特徴量を抽出し，USN 症状の構成要素を抽出することを目的とした分析を行った結果，先行研究とも符合する，① 覚醒・注意レベル，② 外発的な刺激への反応性，③ 空間性ワーキングメモリー，④ 左右方向への注意バイアスの4つの要素が検出され，覚醒・注意レベルには主に前頭葉が関連し，外発的な刺激反応性には側頭・頭頂領域や同領域と前頭領域をつなぐ神経経路が関連すること，さらに視空間性ワーキングメモリーには頭頂領域が関連することを確認した（図 4）．さらに，各症例の USN 症状が上記要素のどのような連関によって成立しているか，機械学習的手法を用いて検討したところ，6つのサブタイプに分類可能であった[4]．また，① 覚醒・注意レベルの障害を反映すると考えられる RT mean（全試行の平均反応時間）と ② 外発的注意の無視症状を反映すると考えられる L/R ratio（左空間と右空間の反応時間比）に焦点を当て両者の関係を検討した結果，図 5 のように両変数は逆 U 字型の分布を示した．また双方の重症度から6つの状態に特徴づけることが可能であり，これらは回復過程において推移することが示された[32]．このように USN は様々な要素が混在するため，決して画一的理解ができる症候群ではない．コンピュータによる検査は多様な課題設定が可能であるという利点があり，複雑かつ様々な要素が混在する USN の特性を包括的に捉えられる可能性がある．

視線計測の最大の長所として，課題の遂行プロセスを把握することが可能な点が挙げられる．これは，机上検査やコンピュータによる検査が抹消数や反応時間など課題の成否を対象に評価を行うことと比べるとわかりやすい．視線計測を用いて課題の遂行過程を把握する試みは神経心理学領域においても古くから行われてきた[33]．USN を対象とした眼球運動に関する初期の研究では，机上検査の重症度が高いほど左空間の探索時間が少ないことが明らかにされている[34]．本邦においても，石合らが半盲症例や半側空間無視症例の視線パターンの分析結果を報告している[25][35]．Husain ら[36]は，頭頂葉損傷後症例の探索課題中のサッカード特性を分析したところ，一度探索した場所を何度も探索している場合があることを報告し，視空間性ワーキングメモリーの影響を指摘した[21][36]．

また，Hasegawa らは，日常生活で USN が見られるにも関わらず，机上検査では USN を認めない症例の課題遂行中の視線計測を実施している．本症例の星印抹消課題中の視線は，左側（無視空間）に視線が偏っていたのに対して，机上の硬貨

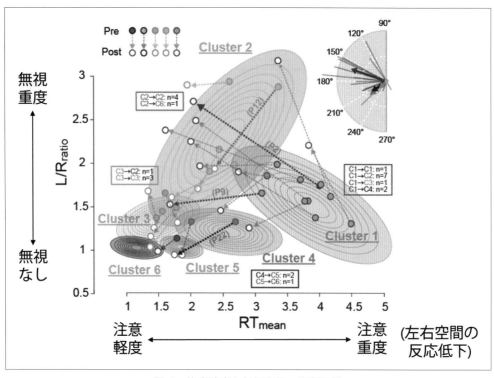

図 5. 注意障害と無視症状の回復過程

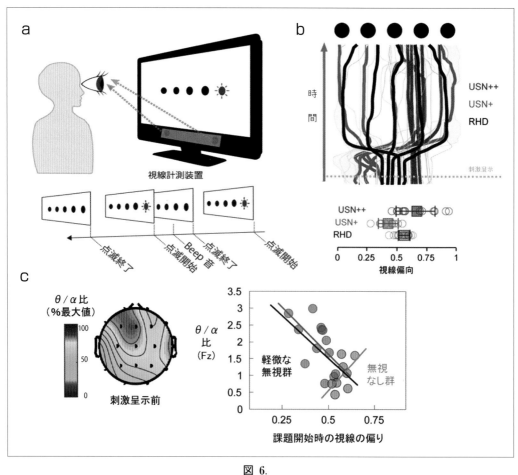

図 6.

a ：計測方法
b ：視線偏向
c ：EEG と視線の関連

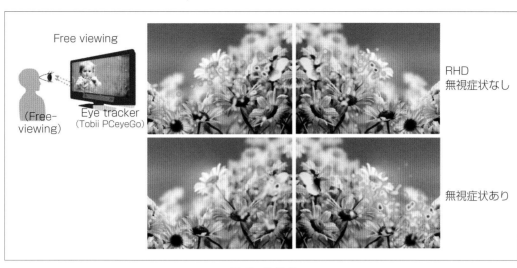

Free viewing

(Free-
viewing)

Eye tracker
(Tobii PCeyeGo)

RHD
無視症状なし

無視症状あり

図 7. 注視点

を探索する新規の課題時にはそういった左空間の探索を示さなかった[37]. 我々は，このような USN からの改善プロセスにおける代償戦略を理解することを目的として，ディスプレイに配置した 5 つのオブジェクトのうち，点灯したオブジェクトを見てもらう課題(**図 6-a**)での視線計測と脳波計測を併用した研究を行った[38]. USN が明らかな症例では，課題開始前から非無視空間に視線が偏り，無視空間のオブジェクト点滅を見ることができなかった. 一方，机上検査では USN が見られないが，生活上で USN が見られる症例の一部では，課題開始前から無視空間に視線偏向をしている傾向にあった(**図 6-b**). これは回復過程における代償戦略の定着を示唆する結果であり，代償戦略の定着はリハビリテーションプロセスにおいても重要な意義を持つ[39]. しかしながら，脳波計測を用いて神経活動を評価したところ，無視空間への視線配分の程度は，前頭葉の活動レベルと相関していた(**図 6-c**). つまり，前頭葉の活動により意識的に注意を向けている可能性が示唆される. これは一部の USN 症例に見られるような，環境変化に対する脆弱性や，疲労に伴い USN が顕在化[40]するなどの現象とも関連している可能性がある. こうした結果から，代償の定着により左空間への注意が改善することはリハビリテーションの結果として重要であるが，机上検査のみで判断せず，

日常生活上の症状や疲労による影響，本人の内観などにも留意しておく必要がある.

加えて我々は，より実際的な視覚情報取得の側面に焦点を当てるため，**図 7** のような左右反転画像を用いた視線計測による評価手法から無視症状を捉えることを試みた. 通常，画面の右空間に注視対象があれば視線は右空間に集中し，画像の左右空間を反転することで注視対象が左に移れば視線もまた，左空間に集中する. 一方 USN が顕著な症例の場合，右空間に注視対象がある場合は右空間に集中する通常と類似する傾向を示すものの，画像を左右反転させ，注視対象が左に移ったとしても，依然として右空間を注視するような特徴を示す. 左右反転画像を用いることにより，含まれる要素が統一された状態で左右の空間的位置関係のみを反転できるため，空間的な影響をクローズアップできることから，いくつかの研究で活用されている. 興味深いことに，画像に含まれる情報(ヒトの顔や文脈要素)に応じて注視点は変化した[41]. つまり USN 症例の"無視空間"は固定された範囲で生じるのではなく，画像に含まれる要素や意味に応じて変化することが示唆された. これらの結果は評価の視点だけでなく対象者の治療指針を立てるうえでの重要な情報を提供し得るものと考えられる.

また近年では，自動車運転シミュレータ[42]や仮

想現実空間とヘッドマウントディスプレイを利用した評価[43]など，より具体的な生活場面におけるUSN特有の問題に焦点を当てた研究も増えてきており，今後の研究が待たれる[42]．

文　献

1) Corbetta M, Shulman GL：Spatial neglect and attention networks. *Annu Rev Neurosci*, **34**：569-599, 2011.
　　Summary 右腹側注意ネットワークの損傷によりUSN症状が出現する病態仮説を主張した神経科学のレビュー論文.

2) Rode G, et al：Semiology of neglect：An update. *Ann Phys Rehabil Med*, **60**(3)：177-185, 2017.
　　Summary USNの様々なサブタイプや同側・対側に生じる症候と解剖学的損傷領域の関連について疾患分類学的に整理されたリハビリテーション学のレビュー論文.

3) Husain M：Visual Attention：What Inattention Reveals about the Brain. *Curr Biol*, **29**(7)：R262-R264, 2019.

4) Takamura Y, et al：Pathological structure of visuospatial neglect：A comprehensive multivariate analysis of spatial and non-spatial aspects. *iScience*, **24**(4)：102316, 2021.

5) Wilson B：Behavioural Inattention Test. 1987, 03 (3816).

6) 石合純夫(BIT日本版作製委員会代表)：BIT行動性無視検査 日本版, 新興医学出版社, 1999.

7) Rengachary J, et al：Is the posner reaction time test more accurate than clinical tests in detecting left neglect in acute and chronic stroke? *Arch Phys Med Rehabil*, **90**(12)：2081-2088, 2009.

8) Halligan P, et al：The laterality of visual neglect after right hemisphere damage. *Neuropsychol Rehabil*, **1**(4)：281-301, 1991.

9) 御園生　香ほか：BIT日本版通常検査における右半球損傷患者の誤反応分布：Laterality indexによる検討. 神心理, **17**(2)：121-129, 2001.

10) 小泉智枝ほか：半側空間無視診断における抹消試験遂行時間の意義—BITパーソナルコンピュータ版による検討—. 神心理, **20**(3)：170-176, 2004.

11) Azouvi P, et al：French Collaborative Study Group on Assessment of Unilateral Neglect (GEREN/GRECO)：Sensitivity of clinical and behavioural tests of spatial neglect after right hemisphere stroke. *J Neurol Neurosurg Psychiatry*, **73**(2)：160-166, 2002.

12) Moore M, et al：Rapid screening for neglect following stroke：A systematic search and European Academy of Neurology recommendations. *Eur J Neurol*, **29**(9)：2596-2606, 2022.

13) Prinzmetal W, et al：Does attention affect visual feature integration? *J Exp Psychol Hum Percept Perform*, **12**(3)：361-369, 1986.

14) Bartolomeo P：The novelty effect in recovered hemineglect. *Cortex*, **33**(2)：323-332, 1997.

15) Deouell L, et al：Assessment of spatial attention after brain damage with a dynamic reaction time test. *J Int Neuropsychol Soc*, **11**：697-707, 2005.

16) Kaufmann BC, et al：Eyetracking during free visual exploration detects neglect more reliably than paper-pencil tests. *Cortex*, **129**：223-235, 2020.

17) Cox JA, Aimola Davies AM：Keeping an eye on visual search patterns in visuospatial neglect：A systematic review. *Neuropsychologia*, **146**：107547, 2020.

18) Ota H, et al：Dissociation of body-centered and stimulus-centered representations in unilateral neglect. *Neurology*, **57**(11)：2064-2069, 2001.

19) Verdon V, et al：Neuroanatomy of hemispatial neglect and its functional components：a study using voxel-based lesion-symptom mapping. *Brain*, **133**(Pt 3)：880-894, 2010.

20) Caulfield MD, et al：Which perseverative behaviors are symptoms of spatial neglect? *Brain Cogn*, **113**：93-101, 2017.

21) Mannan SK, et al：Revisiting previously searched locations in visual neglect：role of right parietal and frontal lesions in misjudging old locations as new. *J Cogn Neurosci*, **17**(2)：340-354, 2005.

22) Mark VW, et al：Hemispatial neglect affected by non-neglected stimuli. *Neurology*, **38**(8), 1207-1211, 1988.

23) Gainotti G, Trojano L：Constructional apraxia. *Handb Clin Neurol*, **151**：331-348, 2018.

24) Gainotti G, Tiacci C：Patterns of drawing disability in right and left hemispheric patients.

Neuropsychologia, 8(3)：379-384, 1970.

25）石合純夫：半側空間無視を解明する！―BIT から deep tests へ―. 高次脳機能研（旧 失語症研），**24**（3）：232-237，2004.

26）Posner MI：Orienting of attention. *Q J Exp Psychol*, **32**(1)：3-25, 1980.

27）Rengachary J, et al：A behavioral analysis of spatial neglect and its recovery after stroke. *Front Hum Neurosci*, **5**：29, 2011.

28）Malhotra P, et al：Role of right posterior parietal cortex in maintaining attention to spatial locations over time. *Brain*, **132**(Pt 3)：645-660, 2009.

29）Samuelsson H, et al：Nonlateralized attentional deficits：an important component behind persisting visuospatial neglect? *J Clin Exp Neuropsychol*, **20**(1)：73-88, 1998.

30）河島則天ほか：研究と報告 半側空間無視症状の客観的把握のための評価ツールの開発. 総合リハ，**43**：251-257，2015.

31）Herbet G, Duffau H：Contribution of the medial eye field network to the voluntary deployment of visuospatial attention. *Nat Commun*, **13**(1)：328, 2022.

32）Takamura Y, et al：Interaction between spatial neglect and attention deficit in patients with right hemisphere damage. *Cortex*, **141**：331-346, 2021.

33）Luria AR, et al：Disturbances of active visual perception with lesions of the frontal lobes. *Cortex*, **2**(2)：202-212, 1966.

34）Johnston CW, Diller L：Exploratory eye movements and visual hemi-neglect. *J Clin Exp Neuropsychol*, **8**(1)：93-101, 1986.

35）Ishiai S, et al：Eye-fixation patterns in homonymous hemianopia and unilateral spatial neglect. *Neuropsychologia*, **25**(4)：675-679, 1987.

36）Husain M, et al：Impaired spatial working memory across saccades contributes to abnormal search in parietal neglect. *Brain*, **124**(5)：941-952, 2001.

37）Hasegawa C, et al：Discrepancy in unilateral spatial neglect between daily living and neuropsychological test situations：a single case study. *Neurocase*, **17**(6)：518-526, 2011.

38）Takamura Y, et al：Intentional gaze shift to neglected space：a compensatory strategy during recovery after unilateral spatial neglect. *Brain*, **139**(11)：2970-2982, 2016.

39）Tham K, et al：The discovery of disability：a phenomenological study of unilateral neglect. *Am J Occup Ther*, **54**(4)：398-406, 2000.

40）Klinke ME, et al："Getting the Left Right"：The Experience of Hemispatial Neglect After Stroke. *Qual Health Res*, **25**(12)：1623-1636, 2015.

41）Ohmatsu S, et al：Visual search pattern during free viewing of horizontally flipped images in patients with unilateral spatial neglect. *Cortex*, **113**：83-95, 2019.

42）Sotokawa T, et al：Evaluation of driving fitness using driving simulators in patients with right-hemisphere damage：an unmatched case-control study. *Top Stroke Rehabil*, **31**：167-177, 2024.

43）Tamura M, et al：Assessment for unilateral spatial neglect using a virtual reality task during walking under a dual-task condition. *Cogn Rehabil*, **27**(1)：1-12, 2022.

44）Spreij LA, et al：Increasing cognitive demand in assessments of visuo-spatial neglect：Testing the concepts of static and dynamic tests. *J Clin Exp Neuropsychol*, **42**(7)：675-689, 2020.

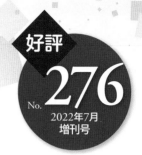

Monthly Book
MEDICAL REHABILITATION

好評 No.**276** 2022年7月 増刊号

回復期
リハビリテーション病棟における
疾患・障害管理のコツQ&A
―困ること，対処法―

編集企画　西広島リハビリテーション病院院長　**岡本隆嗣**

B5 判　228 頁　定価 5,500 円（本体 5,000 円＋税）

学ぶべきこと、対応すべきことが多岐にわたる回復期リハビリテーション病棟で遭遇する様々な疾患・障害の管理や対応方法を 1 冊にまとめました！回復期リハビリテーション病棟での現場において、今後のための入門書として、今までの復習として、ぜひお役立てください！

目次 ◆◆◆◆

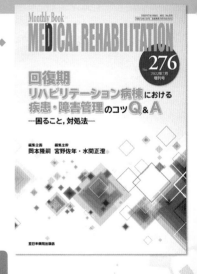

24 の疾患・障害に関する 40 項目のギモンにお答えしています！

全日本病院出版会　〒113-0033 東京都文京区本郷 3-16-4　Tel：03-5689-5989
www.zenniti.com　Fax：03-5689-8030

MB Med Reha No.298：19-24, 2024

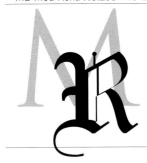

特集／ここがポイント！半側空間無視のリハビリテーション診療

半側空間無視患者の ADL 評価のポイント

西田大輔*

Abstract 半側空間無視は，脳卒中などの脳病変で発症する高次脳機能障害である．ADL の回復を困難にし，リハビリテーション治療の阻害因子となっている病態である．他の高次脳機能障害と同様にややもすると看過されてしまう病態であり，スクリーニングを含めた評価が重要である．評価法は机上検査と行動学評価に分けられる．机上検査としてアルバートテスト，ベルズテスト，行動性無視検査などの机上検査があり，行動評価，ADL 評価は Catherine Bergego Scale(CBS)や，詳細な指示に基づいた CBS の新しい採点法である KF-NAP™ がある．本稿では行動学評価である CBS と KF-NAP™ を中心に概説し，机上検査と行動学評価の関係性，ベルズテスト，行動性無視検査(Behavioural Inattention Test；BIT)などの他の机上検査との関連について紹介する．

Key words 半側空間無視(unilateral spatial neglect), Catherine Bergego Scale；CBS, Kessler Foundation Neglect Assessment Process；KF-NAP, 日常生活動作(ADL)

はじめに

半側空間無視(USN)は，脳卒中などの脳病変で発症する高次脳機能障害である．脳病変の反対側に提示された刺激や意味のある外部刺激に対して，感覚障害や運動障害のいずれにも起因しないにも関わらず反応することが困難な障害である[1]．USN は日常生活動作(activities of daily living；ADL)の回復を困難にし，リハビリテーション治療の結果に影響を及ぼす可能性がある[2~6]．アルバートテスト，ベルズテスト，行動性無視検査(Behavioural Inattention Test；BIT)などの机上検査は，USN のスクリーニングのために臨床で広く使用されている．しかし，空間無視が ADL に及ぼす影響を机上検査で評価するには限界があり，聴覚的な注意障害や固有空間無視を過小評価する可能性がある[7]．このような背景から実際の

ADL に基づいた評価法が開発，実臨床で使用されている．

評価概論

USN 患者の ADL は食事場面や移動の場面で無視による不自由さや障害を呈していても軽症である場合には，代償動作をしていることで看過されることがある．また，大脳優位半球に障害のある患者，特に失語症や利き手に重度の麻痺がある患者において，理解や表出，机上動作の障害が認められる．そのために，机上検査では USN の評価が難しい場合がある．そこで ADL の評価に基づいた評価法として Catherine Bergego Scale (CBS)[8]が開発された．これは Bergego と Azouvi により，USN による ADL 障害を特定するための評価法として開発された．CBS の信頼性と妥当性は優れており，さらに感度は机上検査よりも優れ

* Daisuke NISHIDA, 〒259-1193 神奈川県伊勢原市下糟屋143 東海大学医学部専門診療学系リハビリテーション科学，講師

ている．本邦では日本語版が長山らによって作成，検証が行われ，広く使われる評価となっている[9]．CBS は行動観察に基づいているため，失語症や重度の利き手麻痺のある患者にも使用が可能となっている[3][4]．CBS を用いて，Azouvi は左半球に障害のある患者の 77.3% が USN であったと報告している．最近の研究では，右半側 USN は稀ではなく，リハビリテーション転帰不良の強い予測因子であったと報告されている[3][4]．さらに，机上検査の得点は，学習効果により，USN の改善の有無に関わらず，テストを繰り返すと改善する傾向がある[10]が，CBS は行動評価のためそのような学習効果の影響は少ない．そのため，CBS はUSN に対するリハビリテーション治療の治療効果をより正確に評価するために用いられることが多い[11]．これらの優位性から，亜急性期リハビリテーションにおける両側性 USN の評価には，机上検査よりも，CBS を含む行動評価が適している点が多い．

さらに，Chen らは，2015 年に CBS のより詳細な新しい採点法である Kessler Foundation Neglect Assessment Process(KF-NAP[TM])[12][13]を提案した．KF-NAP[TM]は，観察と採点のための詳細な指示に基づいた CBS の詳しい採点法を提示し，患者が日常生活動作中に視線や頭部の動きで空間を探索する様子を直接観察することで，左右空間の知覚や非対称行動を評価する方法である．そのため，評価方法に不慣れな医療スタッフでもCBS を正確に採点することができる．また，KF-NAP[TM]を用いることで，亜急性期脳卒中患者のリハビリテーション中の USN の変化をより正確に検出することが可能である．日本語版は我々が2021 年に作成，検証しており[14]，BIT および functional independence measure(FIM)に対するKF-NAP[TM]の妥当性を検証した．多言語化は原版の英語，イタリア語，韓国語，デンマーク語，チェコ語，中国語の各版が存在し世界で広まっている．Kessler 財団の Website で入手可能である〔https://www.kflearn.org/courses/kf-nap-2015-manuals〕．

評価の実際

1．Catherine Bergego Scale(CBS)

CBS の計量心理学的特性については，2 検者間の各項目，合計得点の検者間信頼性は高く，机上検査であるベルズテスト，模写検査，音読課題との高い相関が認められ，信頼性，妥当性に優れていることが報告されている[8]．また，机上検査より陽性率も高く，感度も優れていると報告されている[8]．

評価項目は 10 項目で，「1．整容」，「2．更衣」，「3．食べる」，「4．食後の口ぬぐい」，「5．注視」，「6．半身の認識」，「7．音への意識」，「8．移動時の衝突」，「9．移動」，「10．物品の探索」の項目である．各項目を，「0：無視なし」，「1：軽度の無視」，「2：中等度の無視」，「3：重度の無視」の 4 段階で評価を行う．

合計得点は 0 から 30 点の評価法である(**表 1**)．合計得点による無視の重症度は 0：行動の無視なし，1〜10：軽度の行動の無視，11〜20：中程度の行動の無視，21〜30：重度の行動の無視と評価する．

詳細項目として，採点不可能な項目に関して，他項目得点の平均点を適応する．また，観察による客観的な評価と自己評価を比較することで病態失認を把握することができる．具体的には自己評価得点の評価法があり，10 項目を「0：難しくない」，「1：少し難しい」，「2：中くらいに難しい」，「3：かなり難しい」と同様に 4 段階で評価を行うことができる．観察の得点から自己評価得点(**表 2**)を引くことで，病態失認得点として評価が可能である．

2．KF-NAP[TM]

CBS は簡便な評価法ではあるものの，各項目の評点の区切りがやや曖昧であり，慣れていないと評価に迷うことがある．この課題を解決するために開発されたものが KF-NAP[TM]である．KF-NAP[TM]は主に CBS に 4 つの修正を行いより正確

表 1. CBS 観察評価法

項目	
1. 整髪またはひげ剃りの時，左側を忘れる．	
2. 左側の袖を通したり，上履きの左側を履く時に困難さを感じる．	
3. 皿の左側の食べ物を食べ忘れる．	
4. 食事の後，口の左側を拭くのを忘れる．	
5. 左を向くのに困難さを感じる．	
6. 左半身を忘れる(例：左腕を肘掛けにかけるのを忘れる．左足をフットレストに置くのを忘れる．左上肢を使うのを忘れる)．	
7. 左側からの音や左側にいる人に注意をすることが困難である．	
8. 左側にいる人や物(ドアや家具)にぶつかる(歩行・車椅子駆動時)．	
9. よく行く場所やリハビリテーション室で左に曲がるのが困難である．	
10. 部屋や風呂場で左側にある所有物を見つけるのが困難である．	

<評価点>
0：無視なし
1：軽度の無視(常に右側から探索を始め，左側へ移るのはゆっくり，躊躇しながらである．左側の見落としや衝突がときどきある．疲労や感情により症状の動揺がある)
2：中等度の無視(はっきりとした，恒常的な左側の見落としや左側への衝突が見られる)
3：重度の無視(左空間を全く探索できない)

表 2. CBS 自己評価法

項目	
1. 髪をとかす時やひげ剃りの時に，左側の髪をとかしたり，左側のひげを剃ったりすることを忘れることはありますか？	
2. 左側の袖を通したり，上履きを履いたりするのが難しいと思うことはありますか？	
3. 食事の時，左側にあるおかずを食べるのを忘れることがありますか？	
4. 食事の後，口の周りを拭く時，左側を拭き忘れることはありますか？	
5. 左の方をみるのが難しいと思うことはありますか？	
6. 左半身を忘れてしまうことはありますか？(例えば，左手を車椅子の肘掛けに置いたり，左足を車椅子の足置きにのせたりするのを忘れたり．左手を使うのを忘れたりしますか？)	
7. 左の方から音が聞こえたり，左側から声をかけられたりしたときに気づかないことがありますか？	
8. 歩いたり，車椅子で移動したりしている途中に，左側の家具やドアなどにぶつかることはありますか？	
9. よく行く場所やリハビリテーション室で左側に曲がるのが難しいと感じることがありますか？	
10. お部屋や風呂場などで，左側にものが置いてあると見つけられないことがありますか？	

<評価点>
0：難しくない．1：少し難しい．2：中くらいに難しい．3：かなり難しい．

	項目	0 無視無し	1 軽度の 無視	2 中等度の 無視	3 重度の 無視	NA (理由)
1	視線の方向					
2	四肢の認識					
3	聴覚的注意					
4	所持品					
5	着替え					
6	身だしなみ					
7	ナビゲーション					
8	衝突					
9	食事					
10	食事後の片付け					

Kessler Foundation Neglect Assessment Process (KF-NAP™)
半側空間無視評価のためのCatherine Bergego Scaleの使用法

日付:＿＿＿＿＿＿＿＿　　患者名:＿＿＿＿＿＿＿＿＿＿＿＿＿＿＿

時間:＿＿＿＿＿am/pm　　評価者:＿＿＿＿＿＿＿＿＿＿＿＿＿＿.

無視側（○をつける）:　　左半側空間無視　　　　　右半側空間無視

評価された点数の合計:＿＿＿＿＿＿＿＿
　　　　　　　　　　　　　　　　　× 10 =最終得点　　＿＿＿＿＿＿
評価された項目数:＿＿＿＿＿＿＿＿

無視の重症度（○をつける）:　**無視なし** (0); **軽度**(1-10); **中等度** (11-20); **重度** (21-30)

Notes

- 各項目の詳細説明は *KF-NAP™ 2015 Manual* を参照.
- KF-NAP™ は訓練を受けた個人によってのみ実施されることが望ましい. KF- NAP™は、臨床医による空間無視に関連した診断を補助する. ケスラー財団は臨床診断の責任を負わない.

図 1. KF-NAP™評価シート

な採点法となるようにしている. すなわち, 1)各項目の順番を並べ替え, 評価の順番を定め, 2)スコアシートを提示, 3)各項目の0〜3点のスコア基準を明示, 4)eating（食べる）を meals（食事）と置き換えている. このような詳細な明示のために, 特に現場で曖昧な点があった「1：軽度の無視」「2：中等度の無視」の違いを各項目の採点を行いやすくより正確なものとしている.

項目の順番は「1. 視線の方向」「2. 四肢の認識」「3. 聴覚的注意」「4. 所持品」「5. 着替え」「6. 身だしなみ」「7. ナビゲーション」「8. 衝突」「9. 食事」「10. 食事後の片付け」の順とし, この順に行うことを明示した. 準備する物品も明示しており, 「3. 聴覚的注意」に空のごみ箱, または床に落としても安全で大きな音を出せるものの準備, 「5. 着替え」に, 白衣, または大きな前ボタンで閉じるシャ

ツ，「6．身だしなみ」に，プラスチックの洗面器，スタンド付きの鏡，整容用品：櫛，石鹸，紙タオルを，「9．食事」に，食事トレイ，食器，水と食事，「10．食事後の片付け」にナプキンを準備する，との具体的な指示がなされている．スコアシートは**図1**に示すように各項目とスコアを提示するとともに，無視側，点数の合計，重症度を記載し，一覧性を配慮している．各項目のスコア採点マニュアルとして評価の行い方の全体的な説明に続き，各項目に対してA4の1ページで説明と写真を交えて採点について説明している．また，eating（食べる）をmeals（食事）と置き換えたのはこの評価では咀嚼および嚥下の能力を評価していないためより適切な表現にした．

以上のようなマニュアルとして作成され，KF-NAP 2015年マニュアルとしてまとめられて，2023年8月には改訂版の2023年版も開発され，進化し続けている．

まとめ

本稿ではUSNの行動評価，ADL評価について概観した．USNは脳卒中などの治癒過程においてすぐに消失したり，軽度であって看過されることも多い．しかし，軽症であるが故に見過ごされ，ADLの阻害因子となり，日常生活での見落としや，転倒などのリスクとなることもある．臨床現場において患者の空間認知の状態を把握し，必要に応じてスクリーニングを行い，早期の評価治療に結びつけることが肝要である．

文　献

1) Heilman KM, et al：Neglect and related disorders. Heilman KM, et al(eds), Clinical neuropsychology 3rd ed. 279-336, Oxford University Press, 1993.
2) Spaccavento S, et al：Effect of subtypes of neglect on functional outcome in stroke patients. *Ann Phys Rehabil Med*, 60(6)：376-381, 2017. [published Online First：2017/09/30]
3) Yoshida T, et al：Influence of right versus left unilateral spatial neglect on the functional recovery after rehabilitation in sub-acute stroke patients. *Neuropsychol Rehabil*, 32：640-661, 2022.[published Online First：2020/07/25]
4) Tsujimoto K, et al：Right as well as left unilateral spatial neglect influences rehabilitation outcomes and its recovery is important for determining discharge destination in subacute stroke patients. *Eur J Phys Rehabil Med*, 56(1)：5-13, 2020.[published Online First：2019/05/28]
5) Kalra L, et al：The influence of visual neglect on stroke rehabilitation. *Stroke*, 28(7)：1386-1391, 1997.[published Online First：1997/07/01]
6) Gialanella B, Ferlucci C：Functional outcome after stroke in patients with aphasia and neglect：assessment by the motor and cognitive functional independence measure instrument. *Cerebrovasc Dis*, 30(5)：440-447, 2010.[published Online First：2010/08/20]
7) Goedert KM, et al：Psychometric evaluation of neglect assessment reveals motor-exploratory predictor of functional disability in acute-stage spatial neglect. *Arch Phys Med Rehabil*, 93(1)：137-142, 2012.[published Online First：2011/12/28]
8) Azouvi P, et al. Behavioral assessment of unilateral neglect：study of the psychometric properties of the Catherine Bergego Scale. *Arch Phys Med Rehabil*, 84(1)：51-57, 2003.
　　Summary　Catherine Bergego Scaleを開発した報告の論文でUSNの評価の検証を行った．
9) 長山洋史ほか：日常生活上での半側無視評価法Catherine Bergego Scaleの信頼性，妥当性の検討．総合リハ 39(4)：373-380, 2011.
10) Nys GM, et al：Acute neglect rehabilitation using repetitive prism adaptation：a randomized placebo-controlled trial. *Restor Neurol Neurosci*, 26：1-12, 2008.
11) Azouvi P：The ecological assessment of unilateral neglect. *Ann Phys Rehabil Med*, 60(3)：186-190, 2017.
12) Chen P, et al：Kessler Foundation Neglect Assessment Process uniquely measures spatial neglect during activities of daily living. *Arch Phys Med Rehabil*, 96(5)：869-876 e1, 2015.
　　Summary　Kessler Foundation Neglect Assess-

ment Process の原著論文で USN の有病率，臨床
意義の検証を行った.

13) Chen P, et al：Impact of spatial neglect on stroke rehabilitation：evidence from the setting of an inpatient rehabilitation facility. *Arch Phys Med Rehabil*, **96**(8)：1458-1466, 2015.

14) Nishida D, et al：Behavioral Assessment of Unilateral Spatial Neglect with the Catherine Bergego Scale(CBS)Using the Kessler Foundation Neglect Assessment Process(KF-NAP)in Patients with Subacute Stroke during Rehabilitation in Japan. *Behav Neurol*, 2021：8825192, 2021.

MB Med Reha **No.298**：25-31, 2024

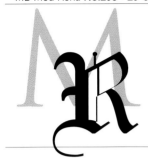

特集／ここがポイント！半側空間無視のリハビリテーション診療

半側空間無視患者の診察とリハビリテーションの処方のポイント
―回復期リハビリテーション病棟における対応―

原嶋 渉[*1]　青野宏治[*2]

Abstract 半側空間無視はリハビリテーションアウトカムに影響する重要な因子であり，適切な評価，治療を行うことは最終的な ADL の到達レベルの向上に必要である．半側空間無視はサブタイプに分類されるが，多くの場合でいくつかのサブタイプが混在し複雑な症状を呈する．脳画像や複数の検査を組み合わせて行い，病態を把握することが重要である．治療は半側空間無視の改善だけでなく，ADL 改善や社会生活への参加促進なども重要であり，患者の症状，能力に合わせた目標を立て，リハビリテーション治療を行う．半側空間無視に対するリハビリテーションアプローチはトップダウンアプローチとボトムアップアプローチに大別されるが，ニューロモデュレーションや機能的アプローチも行われる．ADL 場面においては環境設定も重要となる．自宅退院する場合には住宅改修を含めた環境設定を行う．家族には症状を具体的に説明し，声掛けによる手がかりの提示方法やフィードバックの与え方を指導する．

Key words 半側空間無視(unilateral spatial neglect)，リハビリテーション(rehabilitation)，activities of daily living；ADL，家族指導(family education)

はじめに

半側空間無視は「大脳半球損傷の反対側に提示された刺激を報告したり，刺激に反応したり，与えられた刺激を定位することの障害」と定義されている[1]．

半側空間無視は左半球損傷より右半球損傷で多いとされているが，左半球損傷でも右半側空間無視が出現することが明らかになっており，右半球損傷の 43%，左半球損傷の 20%の患者に出現し，3 か月後も右半球損傷では 17%，左半球損傷では 5%の患者で無視症状が残存すると報告されている[2]．本邦の回復期リハビリテーション病棟では半側空間無視の頻度は 26.2%で，そのうち左半側空間無視は 61.6%，右半側空間無視は 31.4%で

あったと報告されている．

半側空間無視はリハビリテーションアウトカムに影響する重要な因子であり，Tsujimoto らは半側空間無視患者と非半側空間無視患者の functional independence measure(FIM)の運動項目，認知項目，合計と入院期間について比較し，半側空間無視患者は非半側空間無視患者と比較して FIM の運動項目と合計の点数が有意に低くなることを示した[4]．また，Yoshida らは半側空間無視は損傷半球の左右に関係なく，運動 FIM の回復に影響することを示した[5]．

以上より，回復期リハビリテーション病棟に入院する脳卒中患者において，半側空間無視に対する適切な評価，治療を行うことは最終的な activities of daily living(ADL)の到達レベルの向上に

[*1] Wataru HARASHIMA，〒259-1187 神奈川県伊勢原市田中 345　JA 神奈川厚生連伊勢原協同病院リハビリテーション科，医長／東海大学医学部専門診療学系リハビリテーション科学，助教
[*2] Koji AONO，JA 神奈川厚生連伊勢原協同病院リハビリテーション科，部長／東海大学医学部専門診療学系リハビリテーション科学，講師

必要である．本稿では回復期リハビリテーション病棟における半側空間無視への対応について概説する．

半側空間無視の分類

1．空間領域による分類

空間を自己の身体との関係から分類すると，自分自身に対する身体空間，手が届く範囲の近位空間，手が届かない範囲の遠位空間に分類される．半側空間無視はこの3つの空間で単独および重複して生じることが報告されている[6]．

2．空間参照枠による分類

参照枠とは空間的な認識や行動において基準となる枠組み（座標系）である．自己身体を中心として空間の左右を規定する自己中心参照枠と対象物を基準として空間の左右を規定する対象中心参照枠がある．半側空間無視は自己中心参照枠と対象中心参照枠それぞれで生じることが知られている．

能動的注意と受動的注意

空間に対する注意には対象物に自ら注意を向ける能動的注意と予期しない外部刺激に対し無意識的に注意を向ける受動的注意がある．

能動的注意には後頭葉の視覚野から頭頂間溝を経て前頭眼野に至る背側注意ネットワークが関与し，受動的注意には側頭頭頂接合部や上側頭溝を経て中心前回を含む腹側前頭葉に至る腹側注意ネットワークが関与している．背側注意ネットワークは両半球に存在するが，腹側注意ネットワークは右半球のみに存在する．通常，空間的注意は左右の背側注意ネットワークのバランスにより保たれている．右半球損傷により右腹側ネットワークが障害され，覚醒レベルが低下すると，空間的注意が全般的に低下する．また，右背側ネットワークの障害により左背側注意ネットワークの過活動が生じ，方向性注意の不均衡が生じる．結果として右空間への能動的注意の活性化と左空間に対する受動的注意の低下が生じ，半側空間無視が生じるとされている[7]．

回復期リハビリテーション病棟における半側空間無視への対応

近年，急性期病院の在院日数の短縮や回復期リハビリテーション病棟入院料における重症患者割合の引き上げなどにより，発症後間もない重症患者が多く回復期リハビリテーション病棟に転院してくるようになった．意識障害が遷延している状態で転院してくる患者も多く，急性期病院で十分な評価やリハビリテーション治療を施行できていない例も多い．回復期リハビリテーション病棟に入棟時に急性期病院で施行できなかった評価も含め，再評価する必要がある．

1．病変部位との関連

半側空間無視は右半球のあらゆる部位の損傷で出現するが，半側空間無視のサブタイプと病変部位の関連も報告されている．Verdon らは80名の右半球損傷患者を対象に神経心理学的検査と病変部位の関連を調査した．その結果，知覚性・視空間要素の無視は右下頭頂小葉の縁上回付近の病巣，対象中心・物体中心の要素の無視は右側頭葉の海馬傍回に中心を持ち，中側頭回に向かって白質内に伸びる病巣，探索的・視覚運動性要素の無視は右下前頭回より前方の背外側前頭前野，中前頭回後部と関連していた（**図1**）[8]．脳画像を確認することは障害像を把握するうえで重要である．

2．身体診察

診察前に利き手および利き手矯正歴の有無の聴取は必ず行う．診察時には半側空間無視に特徴的な症候がないかを確認する．左半側空間無視患者では頭部は右回旋位を取り，視線も右へ偏位している場合が多い（**図2**）．右側からの声掛けに対する反応は良好であるにも関わらず，左側からの反応に乏しかったり，さらに右を向いてしまう場合もある．姿勢は左側に崩れ易く，姿勢の崩れに気がつかないことが多い．半盲は半側空間無視とは異なる症候であるが，合併する場合も多く，確認する必要がある．一般的に対座法で評価するが，半側空間無視が重度の場合は鑑別が困難なことも多

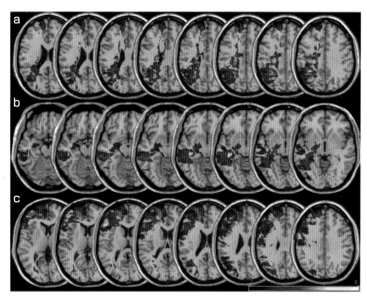

図 1.
半側空間無視のタイプと病巣[8]
　　a：知覚性・視空間要素の無視は右下頭頂小
　　　葉の縁上回付近の病巣と関連
　　b：対象中心・物体中心の要素の無視は右側
　　　頭葉の海馬傍回に中心を持ち，中側頭回に
　　　向かって白質内に伸びる病巣と関連
　　c：探索的・視覚運動性要素の無視は右下前
　　　頭回より前方の背外側前頭前野，中前頭回
　　　後部と関連

い．その際は脳画像も参考にすると良い．対座法
での評価時に両側で指を動かした際に無視側を認
識できない視覚消去現象もよく認められる．行動
場面では身体や車椅子を無視側の障害物にぶつけ
る，無視側の食事を残す，無視側のブレーキをか
け忘れるなどが観察される．身体空間における無
視では病巣対側の身体の認識が損なわれ，寝返り
の際に無視側上肢が身体の下敷きになっていても
気がつかない，車椅子乗車時に無視側上肢が落ち
ていたり，無視側下肢がフットレストに乗ってい
ない状態で車椅子を駆動してしまう場面などが見
られる．

3．半側空間無視の評価
1）スクリーニング検査

　スクリーニング検査としてはSIAS（Stroke
Impairment Assessment Set）の視空間認知項目
を行うのが簡便である．50 cmの巻き尺（あるいは
テープ）を被検者の前方約50 cmに水平に差し出
し，中央をつまんでもらう．（検査は2回行い，中
央からのずれが大きい方を採用する．中央からの
ずれが15 cm以上で0点，15 cm未満5 cm以上
で1点，5 cm未満3 cm以上で2点，3 cm未満の
場合は3点と評価する．）

2）机上検査

　机上検査として一般的に用いられているのは
Behavioral Inattention Test（BIT）である[9][10]．

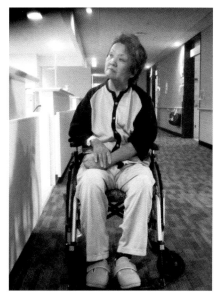

図 2. 典型的な姿勢
（患者の許可を得て掲載）

BITは通常検査と行動検査があり，通常検査は抹
消課題（線分抹消，文字抹消，星印抹消），線画の
模写課題，線分二等分課題を含む．通常検査はス
クリーニング検査としても使用できる．行動検査
は写真課題や電話課題，時計課題などの日常生活
場面を模した検査で構成される．BITの通常検査
では下位項目のいずれかに異常があれば半側空間
無視を疑う．自己中心性無視と対象中心性無視の
鑑別にはOtaテスト[11]，模写課題，文章課題のほか，
線分抹消課題を2つ並べて実施する方法もある．

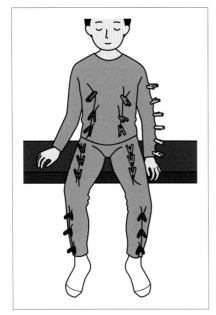

図 3. Fluff test
原法では片側にベルクロを貼付した2 cm のボール紙をターゲットとして用いているが，洗濯バサミを用いると簡便である．

（文献 22 より引用）

身体空間における無視の評価には fluff test（図3）がある[12]．閉眼した状態で左上腕，左前腕，体幹左右，両大腿，両下腿に 3 つずつ，計 24 個取り付けたターゲットを外す．左半身に 3 つ以上の外し忘れがあった際に陽性と判定する．

近位空間の無視と遠位空間の無視を定量的に評価する方法として，近位空間は 20 cm の直線を 50 cm の距離から，遠位空間は 40 cm の直線を 100 cm の距離からいずれもレーザーポインターを使用して二等分する方法がある[13]．

3）行動観察評価

行動観察評価として Catherine Bergego Scale（CBS）がある[14]．CBS はセラピストや看護師が直接観察することによって評価する．10 項目の日常生活場面を評価し，0 点の無視なしから 3 点の重度の無視の 4 段階で点数をつける．また，患者自身も自己評価を行い，セラピストがつけた点数との差を計算することで病識の評価も可能となっている．CBS は採点基準がやや曖昧であり，検者間で評価が一致しない場合がある．そこで，CBS を正しく評価するためのマニュアル Kessler Founda-tion Neglect Assessment Process（KF-NAP™）が開発された[15)16]．KF-NAP™ も 10 項目を 4 段階で評価する．

4）評価における注意点

机上検査は繰り返し実施することによる学習効果や代償により，無視症状の改善と関係なく点数が向上することがあるため注意が必要である．また，臨床場面においては机上検査では明らかな異常を認めないにも関わらず，日常生活場面で無視症状を認める場面に遭遇する．これは先程述べた学習効果や代償の影響のほか，机上検査は主に近位空間の評価であるため，遠位空間での無視症状を反映しない可能性があること，机上検査では能動的注意を主に利用するが，日常生活場面では受動的注意を利用する場面が多いことが考えられる．このため，半側空間無視の評価は複数の検査バッテリーを組み合わせて行うことが重要である．

半側空間無視に対するリハビリテーションアプローチ

半側空間無視患者における空間性の注意は覚醒レベルに影響を受けることが知られており，意識障害が遷延している患者では半側空間無視に対する個別的なアプローチよりも覚醒レベルの改善を目指すべきである．リスクに配慮しながら，座位，立位練習を行う．介助を行う際は声かけによる聴覚刺激の入力も行う．早期の長下肢装具を用いた歩行訓練による ADL の改善も報告されており[17]，長下肢装具の処方も考慮する．

半側空間無視に対するリハビリテーションアプローチとしては，1）トップダウンアプローチ，2）ボトムアップアプローチ，3）ニューロモデュレーション（neuromodulation），4）機能的アプローチがある．トップダウンアプローチは視覚や聴覚などの手がかりによって患者に自発的な空間探索を促すものである．ボトムアップアプローチは受動的な刺激により，無意識的に無視側への注意を向けさせるものである．ヘッドマウントディスプレイなどを用いて無視空間への認識を促通するバー

表 1. 半側空間無視に対するリハビリテーションアプローチ

アプローチの分類	方 法
トップダウンアプローチ	sustained attention training 視覚探索課題(visual scanning) 左への手がかりの提示 mental imagery
ボトムアップアプローチ	caloric stimulation electrical stimulation 頸部刺激(neck vibration) proprioceptive stimulation limb activation trunk rotation eye patched and hemispatial glass 視運動刺激(optokinetic stimulation) prism adaptation 仮想現実(virtual reality)
ニューロモデュレーション	rTMS tDCS
機能的アプローチ	動作の反復練習(視覚, 聴覚刺激などの併用)

(文献 18 より引用, 一部改変)

チャルリアリティ(virtual reality；VR)も含まれる. ニューロモデュレーションは磁気や電気で脳を直接刺激する方法であり, 反復経頭蓋磁気刺激(repetitive transcranial magnetic stimulation；rTMS)や経頭蓋直流電気刺激(transcranial direct current stimulation；tDCS)がある. 機能的アプローチは半側空間無視に対する直接的アプローチではないが, ADL 動作を反復して行うことで自立を目指すものである(表1)[18]. 半側空間無視に対するリハビリテーションアプローチは機器が必要なものもあり, 現状では各施設で導入しやすいアプローチを選択する.

リハビリテーションアプローチの実際

1. 視覚走査トレーニング

視覚走査トレーニングは視覚的刺激を用いて無視側空間の探索を促すトップダウンアプローチである[19]. 抹消課題やペグボード, 迷路など無視側への注意を促す課題であれば利用可能である. ペグボードであれば無視側にテープを貼り, 目立たせる. 見落としがあればフィードバックを与え, 探索を促すことが重要である. 課題の難易度は患者の様子を見ながら調整する. 同じくトップダウ

ンアプローチである無視側への体幹回旋, 無視側空間で無視側上肢の運動を行う四肢活性化(limb activation treatment)を組み合わせて行っても良い.

日常生活場面では食事時のトレーの無視側にテープをつけたり, 車椅子の無視側ブレーキを延長し, 目立つようにしたり, 自室入り口に目印をつけるなどの対応を行う.

遠位空間ではレーザーポインターで示した刺激で探索を促す方法もある.

2. プリズム適応療法(prism adaptation；PA)

PA 療法は左無視患者に対して視野を右に 10° 程度偏倚されるプリズム眼鏡を装着し, 上肢の軌跡を隠した状態で前方の目標点に対してリーチ動作を行う方法である[20]. 最初は目標よりも右にリーチしてしまうが, 繰り返すことで目標に向かって正確にリーチすることが可能となる. 回復期リハビリテーション病棟におけるランダム化比較試験では1日1〜2回, 週5回, 2週間のPA 療法でFIM 利得が改善することが報告されている[21].

表 2. 移乗動作手順

移乗動作(車椅子からベッドへ移乗する直前までの動作手順)
① 左，右の順番でブレーキをかける．(左側のブレーキにテープを貼り目立たせる)
② 右足，左足の順で床に下して，左，右の順番でフットレストを上げる． 「ブレーキ，左，右，フットレスト，左，右」などと声を出す．
③ 左足底の位置を確認する．
④ ベッドに手をつけて，または柵を掴んで移乗する．

(文献 22 より引用，一部改変)

表 3. ADL の各場面における対応の例

ADL 場面	方 法
食 事	食器を右側に寄せる． 品数を一緒に数えて確認する．(メニュー表を置く) 対象中心性無視では，途中で食器やトレーを回転させる．
整 容	声かけによる注意喚起を行う． 鏡によるチェックを習慣化させる．
トイレ	手すり，ペーパーホルダーなどが非無視側にあるトイレを使用する． トイレ位置や車椅子の停止位置に目印を貼る．
更 衣	衣服に前後，左右を確認できる目印をつける． 着脱の順番を統一する．
ベッド周り	自室の入口に目印を貼る． よく使用するものは非無視側に設置する．

3．機能的アプローチ

機能的アプローチでは ADL の動作の中で患者にとって特に重要な動作を細分化し，刺激となる目印や手順を声に出すなどの代償を用いながら手順に沿って動作を反復練習する．表 2 に移乗動作を例とした手順を示す[22]．

ADL 場面での対応

半側空間無視患者では患者の無視側への探索能力で生活できるように，ADL 動作練習を行うとともに環境調整を行う．各場面における対応の例を表 3 に示す．

家族指導

非医療従事者にとっては半側空間無視の症状は言葉で聞いただけでは理解し難いため，実際のADL 場面を見学してもらい理解してもらうことが重要である．自宅退院する患者においては無視側にぶつかりそうなものや躓きそうなものがあれば片づけるなど室内を整頓する．トイレのペーパーホルダーなど無視側に設置されている場合は非無視側へのつけ替えを考慮する．テレビのリモコンや携帯電話など使用頻度の高いものは置き場所を決めるなどの対応を行う．移乗動作やトイレ動作などでは動作手順を決め，ADL 場面での介助方法，声掛けによる手がかりの提示方法やフィードバックの与え方を指導する．介助者が複数いる場合は方法を統一するようにする．また，介助者の心身の健康が第一であり，介護疲れが出現した際は介護保険サービスによるショートステイの利用など介護から離れる期間を作ることも重要であることを伝えておく．

文 献

1) Heilman KM, et al：Neglect and related disorders. Heilman KM, et al Eds, Clinical neuropsychology 3rd ed, 279-336, Oxford University Press, 1993.
2) Ringman JM, et al：Frequency, risk factors, anatomy, and course of unilateral neglect in an

acute stroke cohort. *Neurology*, **63**：468-474, 2004.

3）服部文忠，梶原治朗：回復期リハビリテーション病棟における半側空間無視への取り組み．臨床リハ，**19**：1048-1053，2010.

4）Tsujimoto K, et al：Right as well as left unilateral spatial neglect influences rehabilitation outcomes and its recovery is important for determining discharge destination in subacute stroke patients. *Eur J Phys Rehabil Med*, **56**(1)：5-13, 2020.

5）Yoshida T, et al：Influence of right versus left unilateral spatial neglect on the functional recovery after rehabilitation in sub-acute stroke patients. *Neuropsychol Rehabil*, **32**：640-661, 2022.

6）Guarigia C, Antonucci G：Personal and extrapersonal space：a case of neglect dissociation. *Neuropsychologia*, **30**(11)：1001-1009, 1992.

7）Corbetta M, Shulman GL：Spatial neglect and attention networks. *Annu Rev Neurosci*, **34**：569-599, 2011.

8）Verdon V, et al：Neuroanatomy of hemispatial neglect and its functional components：a study using voxel-based lesion-symptom mapping. *Brain*, **133**：880-894, 2010.

9）Wilson B, et al：Behavioral Inattention Test. Thames Valley Test Company, 1987.

10）石合純夫(BIT 日本版作製委員会代表)：BIT 行動性無視検査 日本版，新興医学出版社，1999.

11）Ota H, et al：Dissociation of body-centered and stimulus-centered representations in unilateral neglect. *Neurology*, **57**(11)：2064-2069, 2001.

12）Cocchini G, et al：The Fluff Test：A simple task to assess body representation neglect. *Neuropsychol Rehabil*, **11**：17-31, 2001.

13）Berti A, et al：Coding of far and near space in neglect patients. *Neuroimage*, **14**：98-102, 2001.

14）長山洋史ほか：研究と報告 日常生活上での半側無視評価法 Catherine Bergego Scale の信頼性，妥当性の検討．総合リハ，**39**：373-380，2011.

15）Chen P, et al：Kessler Foundation Neglect Assessment Process uniquely measures spatial neglect during activities of daily living. *Arch Phys Med Rehabil*, **96**：869-876, 2015.

16）Chen P, et al：Spatial Neglect Hinders Success of Inpatient Rehabilitation in Individuals With Traumatic Brain Injury：A Retrospective Study. *Neurorehabil Neural Repair*, **30**：451-460, 2016.

17）網本　和ほか：高次脳機能障害を伴う重症片麻痺例に対する早期誘発歩行訓練の効果について．PT ジャーナル，**26**：205-209，1992.

18）水野勝広：半側空間無視のリハビリテーション治療．*Jpn Rehabil Med*, **58**：53-58，2021.

19）Luukkainen-Markkula R, et al：Rehabilitation of hemispatial neglect：A randomized study using either arm activation or visual scanning training. *Restor Neurol Neurosci*, **27**：663-672. 2009.

20）Rossetti Y, et al：Prism adaptation to a rightward optical deviation rehabilitates left hemispatial neglect. *Nature*, **395**：166-169, 1998.

21）Mizuno K, et al：Prism adaptation therapy enhances rehabilitation of stroke patients with unilateral spatial neglect：a randomized, controlled trial. *Neurorehabil Neural Repair*, **25**(8)：711-720, 2011.

22）太田久晶：病識低下を考慮した半側空間無視と身体に対する半側無視のリハビリテーション．*MB Med Reha*, **265**：43-52，2021.

MB Med Reha **No.298**：32-37, 2024

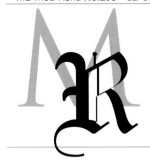

特集／ここがポイント！半側空間無視のリハビリテーション診療

半側空間無視に対する理学療法のポイント

尾崎新平*1　網本　和*2

Abstract　理学療法とは，基本動作能力（移動動作など）の回復や維持を目的に，運動などの手段を用いて行われる治療法である．移動動作の回復を阻害する脳卒中後に起こる高次脳機能障害の1つとして半側空間無視がある．半側空間無視は，病巣の反対側に注意が向かないことと定義される症候である．その評価は，机上検査，動作観察評価および反応時間検査がある．ただし，机上検査で症状が検出できなくても，移動中に物に接触するなどの問題がしばしば観察される．移動中は，必要に応じて注意を瞬時に切り替える反応により，人や物を避ける必要があるため，瞬時に反応できるかの反応時間を検査する必要がある．
　近年，仮想現実（virtual reality；VR）分野が急速に発展しているため，半側空間無視の治療技術は従来の方法よりも効果的な反応時間トレーニングとして期待されている．本稿では，半側空間無視の理学療法の観察ポイントとリハビリテーション治療について紹介する．

Key words　半側空間無視（unilateral spatial neglect；USN），理学療法（physical therapy），仮想現実（virtual reality；VR），刺激駆動型注意（stimulus-driven attention），リハビリテーション（rehabilitation）

はじめに

　理学療法とは，病気，けが，障害などによって運動機能が低下した人に対し，基本動作能力（歩行や車椅子駆動での移動動作など）の回復や維持を目的に，運動，電気などの手段を用いて行われる治療法である[1]．

　歩行や車椅子駆動などの移動動作の回復を阻害する高次脳機能障害の1つとして半側空間無視（unilateral spatial neglect；USN）がある．USNは，病巣の反対側に注意が向かないことと定義される症候である[2]．左USNは移動中に左側の物に接触するなどの問題を起こす．本稿では基本動作能力の回復を阻害するUSNに対する理学療法のポイントについて紹介する．

半側空間無視患者の歩行観察と検査のポイント

1．歩行観察のポイント

　臨床上，USN患者は歩行軌跡が左右に逸脱することがしばしば観察される．例えば，歩行中に廊下の右側に寄って左側のトイレに気づけない患者や，左側の壁に接触しながら歩行をする患者などがいる．前者の右側に寄るUSN患者は，左側に接触する自覚がある患者の代償動作で，後者は左側に接触する自覚が乏しいUSN患者であると考えられる．Huitemaら[3]は，USN患者の歩行中の左右への逸脱について報告している．12名の右半球脳卒中患者（USNあり6名，USNなし6名）を対象として，2次元超音波測位システムで歩行軌跡を記録しながら，目標物に向かって歩くよう指示した．結果，USN患者はUSNのない脳卒中患

*1 Shinpei OSAKI，〒553-0003 大阪府大阪市福島区福島2-1-7　関西電力病院リハビリテーション部／関西電力医学研究所リハビリテーション医学研究部，特別研究員
*2 Kazu AMIMOTO，仙台青葉学院短期大学リハビリテーション学部リハビリテーション学科，教授

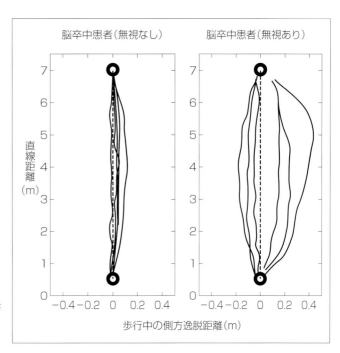

図 1.
USN の有無による歩行軌跡の違い
軌跡は図の下部から歩行開始した場合.無
視あり患者は横方向へのずれが大きい.

者と比較して,歩行中の左右への逸脱が大きかっ
た(**図 1**).Aravind ら[4]は,人工的に作り出された
仮想現実(virtual reality:VR)を用いて,26 名の
右半球脳卒中患者(USN あり 13 名,USN なし 13
名)を対象として調査をした.その結果は,USN
患者は障害物へ衝突した割合が高く,障害物を避
ける際に頭部が右側に向いていることを報告し
た.つまり,USN 患者の歩行観察のポイントは,
歩行中の軌跡や頭部の動きを特に観察する必要が
ある.

2.机上検査の適応と限界

USN の代表的な検査として抹消試験,線分二等
分試験,模写試験などの机上検査が臨床上よく使
用される.USN の病態は,1 つの机上検査で USN
が判断できない場合でも,他の評価で確認できる
ことがある.そのため,USN を評価する際には複
数の机上評価を組み合わせて包括的にテストを行
う Behavioural Inattention Test(BIT)が国際的
に用いられている.BIT は,通常検査と行動検査
から構成されている.通常検査は代表的な机上検
査(抹消試験,線分二等分試験,模写試験,描画試
験)を含んだ 6 つの検査から構成されている.行動
検査は,写真課題,電話課題,メニュー課題,音
読課題,時計課題,硬貨課題,書写課題,地図課

題,トランプ課題の 9 つの下位検査から構成され
ており,日常生活場面を模した方法で評価され
る.机上検査は長時間集中しにくい患者に適応と
なる.例えば,線分二等分試験は短時間で可能な
ため USN の重症例でも検査可能な場合が多い.
ただし,BIT などの机上検査は,日常生活場面で
生じる USN 症状と乖離がある.机上検査で USN
が検出できなくても,歩行中に左側の物に接触す
るなどの問題が生じる.歩行中は,必要に応じて
注意を瞬時に切り替える反応により,人や物を避
ける必要がある.これは机上検査では判断できな
い.USN 患者が瞬時に注意を切り替え,左側に反
応できるか検査する必要がある.

3.反応時間検査における遅延

注意が喚起されるまでの反応時間を検査する方
法は,Posner 課題を用いた方法が実験心理学の分
野で報告されている[5].これはパソコン画面上の
ターゲットに対しできるだけ早くキーを押す課題
である(**図 2**).ターゲットが現れる前に矢印の手
がかりが左右どちらかに提示される.課題条件が
異なり valid,invalid 条件に分けられ,この条件
の違いにより注意の種類が異なるとされている.
Valid 条件では,手がかり提示の同じ方向にター
ゲットが提示されるため,ターゲットの予想がし

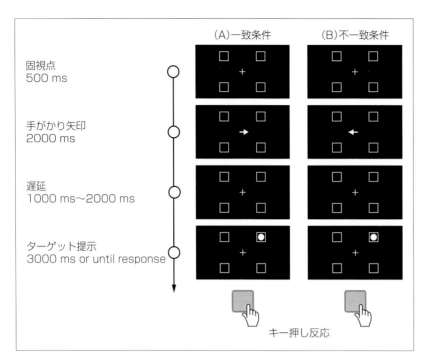

（A）一致条件　　　　（B）不一致条件

固視点
500 ms

手がかり矢印
2000 ms

遅延
1000 ms～2000 ms

ターゲット提示
3000 ms or until response

キー押し反応

図 2.
Posner 課題

やすく刺激の検出が早くなる．この予想できる場合の注意を自発的注意と呼ばれている．Invalid 条件では，手がかり提示と違う方向にターゲットが提示されるため，ターゲットが予想外の位置に提示され刺激の検出が遅くなる．この予想外のターゲット検出に関わる注意は刺激駆動型注意と呼ばれている．Deouell ら[6]が BIT の成績が良好であった USN 症例を対象に Posner 課題で検査したところ，左側の反応時間に遅延を認めたと報告している．USN 患者では，特に invalid 条件で反応時間の遅延を認めていたことが報告され予想外のターゲット検出に関わる注意，刺激駆動型注意が問題となっている．つまり，BIT などの机上評価では十分に検出できず，日常生活に問題を抱える USN 症例は詳細な反応時間検査が必要である．

USN 患者に対するリハビリテーション治療

USN のリハビリテーション治療は，大きく分けて 2 つの方法に基づいている．Top-down アプローチと bottom-up アプローチである．Top-down アプローチは，空間の自発的注意を改善させることを目的として，伝統的な机上で紙面上のターゲットを探索する視覚探索練習が含まれる[7]．Bottom-up アプローチは，末梢からの刺激を統合し，予想外のターゲット検出に関わる刺激駆動型注意の改善が予想される．これにはプリズムアダプテーション[8]やガルバニック前庭刺激が含まれる．近年，VR 分野が急速に発展しているため，USN の治療技術は従来の方法よりも効果的なアプローチが期待されている．VR とは，人々が現実世界の物体や出来事に類似して見える活動に従事できるコンピュータベースの環境である．

以下に，USN 患者に対するプリズムアダプテーション，ガルバニック前庭刺激，VR，臨床上使用しやすい歩行中のトレーニングについてリハビリテーション治療の実際を紹介する．

1．プリズムアダプテーション（prism adaptation；PA）

PA トレーニングは，視野が右へ 10° 偏倚した楔型プリズムレンズの眼鏡をかけて，目の前に提示された左右 2 つの視標に患者が到達運動を繰り返す方法である．

PA トレーニングで机上検査の効果を報告したものはいくつかある．Rossetti ら[8]は，発症 3 週から 14 か月の間の USN 患者を対象（平均 9 週間）に PA が机上検査で改善があったことを報告している．急性期 USN 患者（発症平均 9.7 日）を対象とした 4 日間の PA トレーニングは，机上検査で効

果的であったことが報告されている[9]. ただし，この報告では治療後1か月時点でのUSN患者への効果については確認できなかったとしている. 亜急性期USN患者(PA群の発症平均67日)では，2週間のPAトレーニングを行い，PA終了後(退院前評価)の机上検査とFIMで改善があったことが報告されている[10]. 慢性期のUSN患者の症例報告では，発症後11年の患者にPAトレーニングを行い，PA終了後(1年後)でも机上検査でPAの効果を報告した[11]. 今後，急性期からのPAの持続効果については検証が必要かもしれない.

PAトレーニングで日常生活動作の効果を報告したものは，車椅子での駆動時間の改善や駆動中の軌跡が改善される報告がある. 立位，歩行では，右側に偏った立位姿勢や歩行中の左に偏った軌跡を改善させることが報告されているが，立位姿勢と歩行中の偏りの効果が違う. この点について今後明らかにしていく必要がある.

2. ガルバニック前庭刺激(Galvanic vestibular stimulation；GVS)

USNとよく合併する症候にpusher現象がある. Pusher現象とは介助者が患者を正中に戻すのに抵抗し立位，歩行の姿勢を障害する症候で，USNと同様に日常生活動作の自立を阻害するとされる. USNとpusher現象ともに効果を示したものは，唯一GVSがある. 我々は，USNとpusher現象を合併した症例にGVSを実施したことを紹介する.

症例の診断名は，脳梗塞(右内包後脚). 既往歴に被殻，尾状核に陳旧性の脳出血を認めていた. 発症33日目のFugl-Meyer Assessmentで下肢の運動項目32点，感覚項目12点と満点であった. 高次脳機能評価では，Bells testで27点とカットオフ値31点以下で，また日常生活でのUSN検査であるCBS(Catherine Bergego Scale)では，歩行器歩行で左側に接触する症状があり左USNを認めた. また，SCPスコア(座位0点，立位項目1.75点)とBLSスコア(合計4点)で軽度のpusher現象を認めた. この症例に，通常の理学療法(下肢筋力

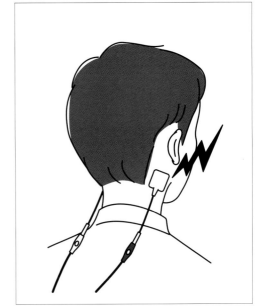

図3. ガルバニック前庭刺激中の電極の位置と治療機器
座位で両側乳様突起に自着電極を貼り付けし，左陰極，右陽極とした.

強化，歩行練習など)に加えGVSを2週間実施した. GVSは電気刺激装置を使用した. 両側乳様突起に電極を貼付し，右陽極，左陰極で実施した(図3). 刺激強度は1.5 mAとし，姿勢は座位で20分間実施した. 結果は，GVS前後にBells test, BLSで改善を認め，歩行器歩行で左側に接触する症状も消失した. 通常の理学療法に加えたGVSは，左USNとpusher現象に効果があった可能性がある. USNとpusher現象を合併したGVSの効果を報告したものは少なく，今後どのような効果があるか症例数を集めて明らかにしていく必要がある.

3. VRトレーニング

我々は，画面を左空間にシフトしたVRを使用し，USNの臨床治療において従来のtop-downアプローチとbottom-upアプローチを組み合わせた新しい治療法を開発した. このトレーニングのbottom-upアプローチは，ヘッドマウントディスプレイのVR画面上にランダムに現れる風船を素早く提示することによって，top-downアプローチは，風船を自発的に探索することによって行われた. このVR風船探索トレーニングは，画面上

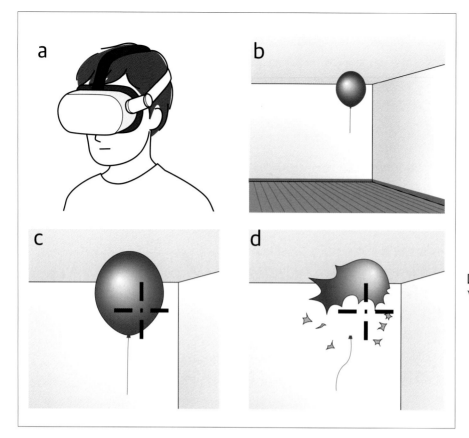

図 4.
VR 風船探索トレーニング
　a：VR トレーニング風景
　b：ヘッドマウントディス
　　　プレイの画面
　c：カーソルがバルーンに
　　　置かれた状態
　d：バルーンが破裂した状
　　　態

にランダムに現れる風船にカーソルを合わせることで爆発させる課題を USN 患者に実施した（**図4**）．Osaki ら[12]は，この VR 風船探索トレーニングが，刺激駆動型注意と行動評価に及ぼす効果をランダム化クロスオーバーデザインで検討している．USN 患者を，即時 VR 群（n＝14）と遅延 VR 群（n＝14）の 2 群に分け，即時 VR 群では最初に VR 風船探索トレーニングを行い，その後コントロール訓練を 2 週間ずつ行った．遅延 VR 群では，同じトレーニングを逆の順序で受けた．結果は，VR 治療後に USN の日常生活動作評価である CBS の得点と Posner 課題の予期せぬ刺激の検出をする invalid 条件で反応速度が速くなった（刺激駆動型注意の改善）．USN 患者で残存しやすい刺激駆動型注意障害が VR 風船探索トレーニングにより改善する可能性がある．ただし，今回使用した VR 風船探索トレーニングは，特別な機器やソフトウェアーが必要である．そのため，次に臨床上導入しやすい歩行中の刺激駆動型注意トレーニングを紹介する．

4．刺激駆動型注意に基づく歩行訓練

　USN 患者の歩行中のトレーニング効果に関する報告はほとんどない．歩行中の USN 症状を改善させるためには，歩行中に空間的注意のトレーニングが必要かもしれない．既に USN の検査のポイントでも記載したが，USN の症状である予想外のターゲット検出に関わる刺激駆動型注意の障害は USN 患者で残存しやすい．Fukata ら[13]は，レーザーポインターを使用した歩行トレーニングを開発した．このトレーニングは，歩行中の患者の後ろからランダムな場所にレーザーポインターを照射し，それを探索する方法である（**図5**）．患者がレーザーポインターの光に反応する簡便な方法であるため臨床上で使用しやすい．彼らは USN 1 症例でこのトレーニングにより CBS 得点，刺激駆動型注意の改善を報告している．今後，症例数を集めた報告が期待される．

おわりに

　近年，USN に対し様々な治療方法が報告されて

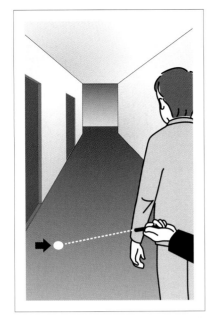

図 5. レーザーポインターを使用した歩行トレーニング
歩行練習中の患者にレーザーポインターの光が見えた時に口頭で答えてもらう課題

いる．従来のリハビリテーション治療（視覚探索課題や PA など）と今回紹介した VR を使用したリハビリテーション治療の効果を比較したものは少なく十分なエビデンスとは言えないものもある．今後，対象者への安全性を配慮し，より多くの RCT 研究などでリハビリテーション治療効果の検証が必要である．

文 献

1) 日本理学療法協会：国民のみなさま向けサイト〔https://www.japanpt.or.jp/about_pt/therapy/〕

2) Heilman KM, et al：Mechanisms underlying hemispatial neglect. *Ann Neurol*, **5**：166-170, 1979.

3) Huitema RB, et al：Walking trajectory in neglect patients. *Gait Posture*, **23**：200-205, 2006.

4) Aravind G, Lamontagne A：Effect of visuospatial neglect on spatial navigation and heading after stroke. *Ann Phys Rehabil Med*, **61**：197-206, 2018.

5) Posner MI：Orienting of attention. *Q J Exp Psychol*, **32**：3-25, 1980.
   Summary 現在でも多くの研究で用いられている反応時間検査である．反応時間の研究をしていくうえでは必読である．

6) Deouell LY, et al：Assessment of spatial attention after brain damage with a dynamic reaction time test. *J Int Neuropsychol Soc*, **11**：697-707, 2005.

7) Weinberg J, et al：Visual scanning training effect on reading-related tasks in acquired right brain damage. *Arch Phys Med Rehabil*, **58**：479-486, 1977.

8) Rossetti Y, et al：Prism adaptation to a rightward optical deviation rehabilitates left hemispatial neglect. *Nature*, **395**：166-169, 1998.

9) Nys GM, et al：Acute neglect rehabilitation using repetitive prism adaptation：a randomized placebo-controlled trial. *Restor Neurol Neurosci*, **26**：1-12, 2008.

10) Mizuno K, et al：Prism adaptation therapy enhances rehabilitation of stroke patients with unilateral spatial neglect：a randomized, controlled trial. *Neurorehabil Neural Repair*, **25**：711-720, 2011.
    Summary PA で FIM が改善した数少ない報告で必読すべきである．

11) Humphreys GW, et al：Long-term effects of prism adaptation in chronic visual neglect：A single case study. *Cogn Neuropsychol*, **23**：463-478, 2006.

12) Osaki S, et al：Effect of stimulation-driven attention in virtual reality balloon search training of patients with left unilateral spatial neglect after stroke：A randomized crossover study. *Neuropsychol Rehabil*, **21**：1-21, 2023.

13) Fukata K, et al：Effects of standing and walking training using a laser pointer based on stimulus-driven attention for behavioural outcome in spatial neglect：A single-case study. *Neuropsychol Rehabil*, **32**：2519-2533, 2022.
    Summary 臨床でも使いやすい立位と歩行のトレーニングを用いて半側空間無視の症例報告がされている．

MB Med Reha **No.298** : **38-44**, 2024

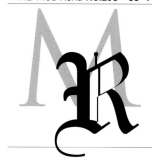

特集／ここがポイント！半側空間無視のリハビリテーション診療

半側空間無視に対する作業療法のポイント

太田久晶[*1]　竹内利貴[*2]

Abstract　半側空間無視は，病巣の対側に注意を向けることが困難な現象である．患者の中には，病巣対側の空間のみならず，同側の自己の身体に対しても注意を向けることが困難となる場合もあり，これらが日常生活動作の自立を妨げる要因となる．また，症状の特徴やその程度は，対象者によって異なる．そのため，作業療法では，これらに対する検査，行動観察に加えて，動作分析を通して，各対象者の呈する症状の特徴と程度を把握する．対象者の日常生活動作の能力向上を図るためには，困難を呈する動作の工程を明らかにし，そこに焦点を当てた治療を実施する．その際，必要に応じて実施環境を調整することや，治療中にフィードバックを与えることのほか，病巣対側へ注意を向けるための訓練を併用することが，その訓練効果を高めると考える．

Key words　半側空間無視(unilateral spatial neglect；USN)，半側身体無視(personal neglect；PN)，作業療法(occupational therapy)，動作分析(motion analysis)

はじめに

　無視は，病巣の反対側の空間に注意を向けることが困難となる現象であり，空間に対してまたは，身体に対して起こり得る[1]．対象者の生活場面を支援するためには，患者を取り巻く空間に対してのみならず，患者の身体に対する無視に対しても評価および治療が必要となる．前者は，半側空間無視(unilateral spatial neglect；USN)であり，後者は半側身体無視(personal neglect；PN)である．日常生活場面における動作能力向上を図るためには，検査課題や行動観察尺度を用いた評価のほか，実際の動作で認められる具体的な困難さを明らかにする必要がある．USN は，右半球損傷後にしばしば認められる[2]ことから，本稿では，無視側を"左"として説明を行う．

対象者の評価

1．半側空間無視および半側身体無視の評価

　各患者の呈する USN 症状の特徴や程度は異なるため，そうした特徴を机上検査と行動観察評価に加えて，動作分析からその特徴を明らかにする．特に，動作分析は，実際の動作に対する治療内容の絞り込みを可能とする点から重要な評価項目となる．

1）半側空間無視に対する机上検査

　BIT 行動性無視検査 日本版[3]は，標準化された検査であり，通常検査，行動検査で構成されている．

　両検査には複数の下位検査を含み，各下位検査にカットオフ点が設定されている．さらに，下位検査のカットオフ点の合計点が，通常検査および行動検査のカットオフ点となっている(**表 1**)．ただし，これらのカットオフ点は，見落としの偏り

[*1] Hisaaki OTA，〒 060-8556 北海道札幌市中央区南 1 条西 17　札幌医科大学保健医療学部作業療法学科，教授
[*2] Toshiki TAKEUCHI，社会医療法人柏葉会柏葉脳神経外科病院リハビリテーション科，作業療法士

表 1. BIT 行動性無視検査 日本版

通常検査	カットオフ点	最高点
線分抹消試験	34	36
文字抹消試験	34	40
星印抹消試験	51	54
模写試験	3	4
線分二等分試験	7	9
描画試験	2	3
合計得点	131	146

行動検査	カットオフ点	最高点
写真課題	6	9
電話課題	7	9
メニュー課題	8	9
音読課題	8	9
時計課題	7	9
硬貨課題	8	9
書写課題	8	9
地図課題	8	9
トランプ課題	8	9
合計得点	68	81

※ カットオフ点以下が異常の判定

(文献 3 より引用)

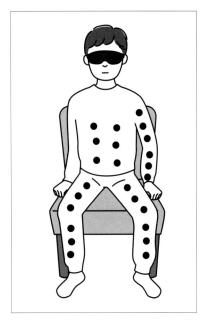

図 1. Fluff test

対象者は，座位にてアイマスクを着用する．検査者は，図中に示した●印の箇所に洗濯ばさみなどの触覚刺激を衣服の上に取りつける．その後対象者に右手を用いて，衣服に取りつけられた触覚刺激をすべて探して取り外すように説明を与える．左半身での刺激の取り忘れが3つ以上ある場合には，身体に対する半側無視が陽性と判定される．

を考慮した基準とはなっていないため，下位検査ごとに課題やそれに含まれる対象の右側に比べて，それらの左側で見落としが多く生じているか，事前に確認する必要がある．

通常検査は，USN の評価として代表的な紙と鉛筆を用いた検査課題，つまり，抹消試験，模写試験，描画試験，線分二等分試験を含む．抹消試験は3種あり，これらの配点の合計が，全体の約90％を占めることとなる．よって，通常検査の成績は，これらの結果に影響を受けるため，合計点に加えて，カットオフ点を下回る項目やその数にも着目すべきである．

行動検査は，日常生活の動作を模した9つの課題を含む．各課題では，配点は同一であるが，検査結果は，換算点に変換される．カットオフ点以下の項目がある場合には，その理由を確認したうえで，見落とし・書き落としの程度や特徴を把握する．例えば，メニュー課題では，メニュー表の左側に書かれた単語自体を読み忘れることや，単語の語頭部分を読み飛ばすこと（『海老フライ』を「ろうふらい」と読む）が起こり得る．

2）半側身体無視の評価

前述のように，左 USN 患者は，病巣対側の半身に対して不注意を示す場合がある．こちらの症状も日常生活動作（activities of daily living；ADL）に影響を及ぼす場合があることから，評価場面で左半身に対してどの程度注意を向けられるのかを評価する．左 PN の評価としては，右手で対側の手に触れることが求められる one item test[4]，衣服に取り付けられた触覚刺激の閉眼にて探索する Fluff test[5]，整容道具を使用する様子から評価を行う comb and razor/compact test[6]が代表的なものとなる．ここでは誌面の都合上，Fluff test のみを図1で紹介する．

3）行動観察評価

Catherine Bergego Scale 日本語版（CBS）[7]は，

表 2. Catherine Bergego Scale 日本語版
　　　観察者用質問紙

	質問項目
1	整髪またはひげ剃りの時，左側を忘れる．
2	左側の袖を通したり，上履きの左側を履く時に困難さを感じる．
3	皿の左側の食べ物を食べ忘れる．
4	食事の後，口の左側を拭くのを忘れる．
5	左を向くのに困難さを感じる．
6	左半身を忘れる（例：左腕を肘掛けにかけるのを忘れる．左足をフットレストに置くのを忘れる．左上肢を使うのを忘れる）．
7	左側からの音や左側にいる人に注意をすることが困難である．
8	左側にいる人や物（ドアや家具）にぶつかる（歩行・車椅子駆動時）．
9	よく行く場所やリハビリテーション室で左に曲がるのが困難である．
10	部屋や風呂場で左側にある所有物を見つけるのが困難である．

〈評価点〉
0：無視なし
1：軽度の無視（常に右側から探索を始め，左側へ移るのはゆっくり，躊躇しながらである．左側の見落としや衝突がときどきある．疲労や感情により症状の動揺がある）
2：中等度の無視（はっきりとした，恒常的な左側の見落としや左側への衝突が見られる）
3：重度の無視（左空間を全く探索できない）

（文献 7 より引用）

表 3. 前開き長袖上衣着衣時の動作工程に基づいた評価項目

① 衣服の左右を識別する．
② 左袖に左手を通す．
③ 左肩を衣服の中に収める（衣服の左肩部分を左肩に合わせる）．
④ 右手で背面から右側へ衣服を送る．
⑤ 右袖に右上肢を通す．
⑥ 襟や前身ごろの乱れを整える．

左 USN に加えて左 PN を行動観察から評定できる評価法であり，10 項目の動作について，4 段階で評定を行う（**表 2**）．この評価では，評価者用のみならず，患者用の質問項目が用意されており，評価者の成績から患者の評価結果を差引いた値を，「USN に対する病態失認」の評価として用いる．また，評価者の結果から，合計点が 1〜10 点は軽度，11〜20 点は中等度，21〜30 点は重度と重症度が区分される．近年，行動観察評価として，CBS をもとに観察および採点のための詳細な教示を加えた The Kessler Foundation Neglect Assessment Process（KF-NAP™）が開発され[8]，日本語にも翻訳されている[9]．

こうした評価法は，定性的な症状評価として有効と考える．ただし，これらの項目に含まれない左 USN や左 PN 症状が認められる場合があるため，対象者の生活全般および訓練場面を観察し，これらの症状がどのような場面で起こり得るのか，その把握を行う．

4）動作分析

日常生活活動作場面での困難さについては，動作内のどの工程で困難を示すのか，動作分析を通して具体的な問題点を明らかにする．片麻痺や感覚障害など，USN や PN 以外の要素も影響するため，困難な部分は介助し，一連の動作を最後の工程まで遂行してもらう．この関わりを通して，どの工程でどのような困難を示すのかを明らかにでき，治療内容の焦点化を可能にする．例として，左片麻痺を伴う左 USN 患者を対象に，前開き長袖上衣の着衣動作を分析する際の工程に基づいた評価項目を**表 3**に示す．このほかとして，T シャツのようなかぶり着やズボンの着脱，整容（顔拭き，歯磨き，整髪，男性であればひげ剃り），床上動作（仰臥位⇔端座位），移乗動作（車椅子⇔ベッド，車椅子⇔トイレ）や入浴とその関連動作（洗体・洗髪，体拭き，髪を乾かす）も同様に動作の工程に分けて分析が可能である．

移動（車椅子，杖歩行，歩行器歩行，独歩）に関しては，対象者の必要性に合わせて，道順を決めて分析を行う．車椅子操作が未習熟であれば，基本的な操作の習得後に実施する．病室からトイレまでの移動自立を検討するのであれば，その間の往復を分析対象とする．往路であれば，病室内での障害物（ベッドやテーブルなど）の回避，適切な場所での右左折，廊下での障害物の回避，自己修正を含めたトイレまでの到達，トイレ内での障害

物の回避を確認し，復路ではその逆順で動作を評価する．

食事動作では，左側の器に全く手を付けないことや，器の左側にある食べ物を食べ忘れることの有無を観察する．こうした状況が認められた場合には，器の位置を対象者の右側に配置することや，器を左右反転させることで食べ忘れが改善するかを確認する．

動作場面では，発動性の低下や動作の性急さ，注意散漫が，動作遂行に大きく影響を及ぼすため，こうした点による影響も併せて観察する．

2．並存する神経学的症状，USN や PN 以外の神経心理学的症状の評価

左 USN や左 PN とともに現れる神経学的・神経心理学的症状を把握することは，対象者が呈する種々の動作困難の理解を助ける．神経学的所見としては，意識障害，左同名性半盲，左片麻痺や左半身の感覚障害のほか，眼科疾患による視力低下，聴力低下の有無や程度を確認する．神経心理学的症状として，対象者の中には，片麻痺に対する病態失認(片麻痺を呈していることを認めない，否認する現象)や，半側身体失認(病巣対側の上下肢を自分のものと認めない)も伴う場合がある．このほかとして，全般性の注意障害(注意散漫，注意集中力の低下)，消去現象(視覚，聴覚，触覚の感覚様式)，視覚性の記銘力低下，遂行機能障害，知的機能の低下も生じることがあるため，必要に応じてこれらに対する検査も実施する．

治療

評価結果の統合と解釈を経て，作業療法における治療内容を選定することになる．動作分析の結果に基づいて ADL 訓練を実施する際，対象者の能力に応じて，環境調整，左方探索訓練，適切なフィードバックが訓練の効率を高めると考える．

1．環境調整：不要な聴覚・視覚情報の排除

訓練場面や病棟での生活場面で，患者の右側の視覚情報や周囲の話し声などの聴覚情報が，動作を妨げる場合には，まずは，これらを可能な限り

排除した環境で訓練を行う．視覚情報の遮断としては，患者の右側が壁となる場所で動作や訓練を行う．その際，張り紙などの不要な視覚刺激を除いておく．場所の設定が難しい場合には，つい立などを立てて，視覚情報を遮断する．人の話し声やテレビやラジオの音などの音刺激に関しては，患者の左側から聞こえるものに対しても，顔を右に向ける反応を示し，動作が止まる場合がある．その場合，机上訓練であれば面談室などの個室を選ぶ．また，プラットフォームを使用する訓練であれば，リハビリテーション室が比較的静かな時間帯を選んで実施する．病棟の生活場面でも，生活音が対象者の動作を妨げる場合には，可能な限りそれを取り除き，患者が集中して取り組みやすい環境を整える．

視覚と聴覚の刺激を取り除いた環境で，特定の動作や訓練課題を完遂できた場合には，通常の環境で動作が遂行できるように，あえて，視覚や聴覚の刺激のある環境下での実施に変更する．

2．左方探索訓練

机上での左方探索訓練(並べたお手玉の拾い上げ，ペグボード上のペグ棒の移動や差し替え，抹消試験に似た抹消課題など)の実施は，左空間へ注意を向けることを促すことができる．これにより，例えば，ADL 訓練時に，「(車椅子の)左のストッパーを掛けてください」との指示をすると，対象者は，そこに注意を向けやすくなる．しかし，こうした机上訓練を行っても，動作中の左側での見落としは残存するため，特定の動作を習得するための訓練を実施する必要がある．

3．ADL 訓練・指導

前述の動作分析の評価結果から，介助が必要となる具体的な理由が明らかとなるため，そこに対して訓練を行う．その際，対象者の身体機能(左上肢の麻痺や座位バランス)のほか，USN や PN 以外の神経心理学的症状も考慮して，動作手順・方法を検討する．例として，左片麻痺を伴う左USN 患者が，前開きの長袖上衣の着衣動作時に呈する典型的な動作の特徴とその対処方法を以下

に述べる.

- 衣服の左右を識別せずに，対象者の右側にある袖に腕を通す.

  衣服の左右を区別する方法を尋ねる．正しく答えることが困難であれば，衣服を机上に広げて，襟のタグや胸ポケット，衣服の左内側にある洗濯表示，刺しゅうやプリントなどを目印にして，左右を判別する方法を教える.

- 腕を通すべき袖の左右を間違える.

  衣服の左右を判別できても，それを操作している間に，左右の袖を取り違える場合には，左上肢を袖に通すために両膝の間に袖を垂らし，左腕ぐりが見えるように衣服をセットすることを教える（**図2-a**）.

- 右上肢から先に袖を通す.

  麻痺側のある左上肢を後から袖に通すのは困難であるため，左上肢を先に袖に通すことを教える.

- 左袖へ腕を通すことが困難，または，入れても途中で袖から左上肢が抜けてしまう.

  左上肢の随意性が低ければ，左手を垂らして左袖に左上肢を通す（**図2-b**）．袖から左上肢が抜けないように，左肩まで衣服を引き上げ，左肩を衣服に収める（**図2-c**）．左上肢が袖に収まっていないうちに，右手を右袖に通そうとする場合には，左上肢の袖通しの工程のみの練習として行う.

- 襟部分や左前身ごろ，左袖の修正をせずに，動作を終了する.

  右袖に右上肢を通す際に，左肩から衣服が下がってしまうかもしれない．また，最後まで左袖口から左手を出さずに動作を終えることがある（**図2-d**）．そのため，最終確認として，動作が終了した時点で，左襟から前身ごろについては，触って確認すること，また，左袖は目視にて確認することを教える.

上記の手順で着衣動作を実施してもらい，困難な工程に対しては，その部分だけ繰り返し練習を行う．もし，反復練習を行っても動作の獲得が困難と考えられる場合には，手順の変更を検討する．練習した工程の遂行が可能となれば，着衣動作の一連の動作として練習を行う．自己修正が困難である場合や，それが想定される場合には，その手順および留意点について対象者に説明を求め，手順を理解しているのかを確認する.

移動に関して，病室からトイレまでの往復を評価対象としていたならば，まず，口頭で道順の説明ができるかを確認する．それが困難な場合には，道順を説明してそれを学習してもらう．この時，廊下からトイレや自室の入り口がわかるような目印を設置し，移動中にこれらの目印のほか，洗面所や食堂など手がかりを説明すると，道順が覚えやすい．道順を覚えることが困難であるが，床に貼ったビニルテープをたどって移動ができれば，ベッドの足元からトイレまでの床にビニルテープを貼って，それをたどる練習を通して，迷わず移動できる方法を学習してもらう．移動の訓練では，評価時に認められた障害物への衝突箇所の説明を行うのと同時に，それを回避するために，右寄りで移動することを提案する.

食事場面で，左側にある器を見落とす対象者に対しては，器の数と食事内容を事前に確認してもらうことや，順序性をもってすべての器に手をつけることを提案する．左側の器を見つけることに困難を示す対象者に対しては，器の位置を全体に右へずらし，必要な栄養が摂取できるようにする．また，器の左側で食べ忘れを認める対象者に対しては，食べ終わった段階で自ら器を左右反転させて，食べ残しがないか確認してもらう．もし，これが難しい場合には，介助を行う．食べ忘れ軽減のために訓練を実施するのであれば，碁石やおはじきなどを入れた複数の器を用意し，患者の左右に配置する．そして，毎回異なる器から内容物をすくって，手元に置いた空の器に移してもらう．器の左側で見落としを呈する対象者に対しては，終わった段階で各器を左右反転させ，取り忘れのないことを確認してもらう.

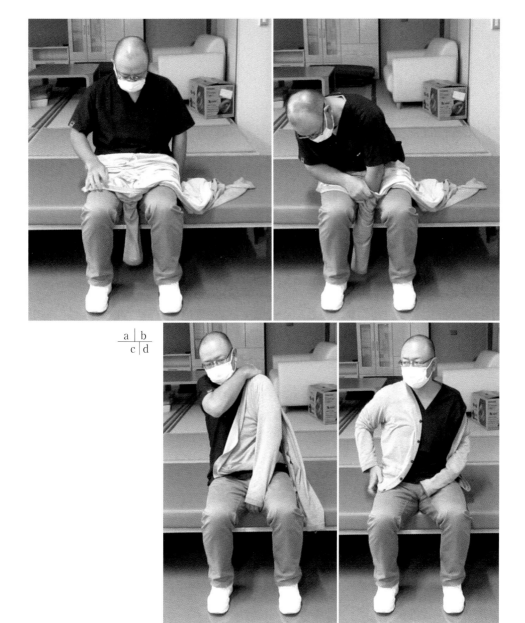

図 2. 前開き上衣の着衣動作
a：衣服の向きとして，裾は対象者の手前に，襟は膝側となるように配置する．
b：前傾し左上肢の自重を利用して袖通しを行う．
c：左肩が衣服に収まるところまで衣服を引き上げた状態
d：右袖通しを終えた後に，左前身ごろに加えて左袖の修正が必要な状態

4．治療中のフィードバック

　左 USN 患者は，自己の動作が不十分であってもそれに気づかない．また，うまくできていてもそれに気づけない．そのため，セラピストから口頭で良かった点や改善点をフィードバックする．

　また，更衣動作や整容動作では，鏡を使うことで，動作中の様子を確認してもらうことが可能である．さらに，動作中の様子を動画で撮影したものを用いて，良かった点や問題点の説明を与えることで，それらに対して気づきが強まると考える．また，うまくいった時とそうではない時の違いを提示できると，その違いに気づきやすくなると考える．

おわりに

　動作分析の実施により，対象者が困難を呈する動作工程に左USNや左PNがどのように関与しているのかが明らかとなる．この結果をもとに作業療法士は，治療内容の焦点化が可能となる．ただし，対象者によって，左USNや左PNの症状の特徴や程度，随伴する神経学的症状および神経心理学的症状が異なるため，本稿で紹介した治療内容の提供の際には，適した方法への調整・変更が必要と考える．

文　献

1) Heilman KM, et al：Neglect and related disorders. Heilman KM, et al(eds), Clinical Neuropsychology 3rd ed, 279-336, Oxford University Press, 1993.

2) Bowen A, et al：Reasons for variability in the reported rate of occurrence of unilateral spatial neglect after stroke. *Stroke*, **30**：1196-202, 1999.

3) 石合純夫(BIT日本版作製委員会代表)：BIT行動性無視検査　日本版，新興医学出版社，1999.

4) Bisiach E, et al：Unilateral neglect：personal and extra-personal. *Neuropsychologia*, **24**：759-767, 1986.

Summary　仰臥位の患者が，右手で対側の手に触れることが求められる半側身体無視の評価が紹介されている．

5) Cocchini G, et al：The fluff test：a simple task to assess body representation neglect. *Neuropsychol Rehabil*, **11**：17-31, 2001.

6) Beschin N, et al：Personal versus extrapersonal neglect：a group study of their dissociation using a reliable clinical test. *Cortex*, **33**：379-384, 1997.

Summary　整容道具(クシ，ひげ剃りまたは化粧のコンパクト)を使用する動作から，頭部顔面に対するPNの評価方法が紹介されている．

7) 長山洋史ほか：日常生活上での半側無視評価法Catherine Bergego Scaleの信頼性，妥当性の検討．総合リハ，**39**：373-380，2011.

8) Chen P, et al：Kessler Foundation Neglect Assessment Process uniquely measures spatial neglect during activities of daily living. *Arch Phys Med Rehabil*, **96**：869-876, 2015.

Summary　USNの行動観察尺度Catherine Bergego Scaleをもとに，評価判定基準を詳細に設定した新たな観察尺度が紹介されている．

9) Chen P, et al：KF-NAP™ Manuals：KF-NAP 2015 Manual-Japanese version.
〔https://www.kflearn.org/courses/take/kf-nap-manuals/pdfs/47807674-kf-nap-2015-manual-japanese〕(2023.10.7閲覧).

MB Med Reha **No.298**：45-48, 2024

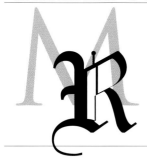

特集／ここがポイント！半側空間無視のリハビリテーション診療

半側空間無視に対するリハビリテーション治療とそのエビデンス

中村拓也*

Abstract　半側空間無視は脳卒中の一般的な後遺症の1つであり，ADL に与える影響も大きい．これまで様々なアプローチによる治療戦略やリハビリテーション手法が開発され，その結果が報告されている．リハビリテーション治療における代表的な治療法として，視覚的治療，プリズム適応，身体認識治療，精神機能治療，運動治療などがあり，それぞれ単独，あるいは組み合わせた形でのランダム化治療試験が実施されている．いくつかの研究ではコントロール群に比べて有意な改善が報告されているが，メタアナリシスにおいては ADL を改善し自立性を高めるうえでの有効性はまだ証明されていないと結論づけられている．今後さらなる大規模で検出力の高い臨床研究が実施されることが望まれる．

Key words　半側空間無視(unilateral spatial neglect)，リハビリテーション(rehabilitation)，プリズム適応(prism adaptation；PA)

はじめに

半側空間無視は脳卒中の一般的な後遺症であり，非常に重い障害をもたらすことがある．半側空間無視は複雑な症候群であり，空間特異的な要素と，より一般的な注意の要素の両方が含まれ，これらはそれぞれ異なる神経回路網に依存している．半側空間無視に対してこれまで様々なリハビリテーション治療手法が試みられてきた．アプローチの方法により，top-down アプローチと bottom-up アプローチに大きく分類することができる[1]．前者は聴覚や視覚などの手がかりによって，自発的空間探索を促すものである．後者は受動的な刺激を用いて無意識に無視側へと注意を向けさせるものである．また，近年では反復経頭蓋磁気刺激(repetitive transcranial magnetic stimulation；rTMS)や経頭蓋直流電気刺激(transcranial direct current stimulation；tDCS)なども治療に応用されている．無視に対するリハビリテーション治療の効果は机上検査における即時効果についてはある程度認められるものの，長期効果や ADL に対する改善効果，個別療法の有効性については十分に確立されていないのが現状である[2]．

半側空間無視に対する RCT でよく用いられる特異的なアウトカムとして，多面的な評価バッテリーである行動性無視検査(Behavioural Inattention Test；BIT)[3]や実際の日常生活上に現れる無視症状の評価を行う Catherine Bergego Scale (CBS)[4]がある．CBS は簡便な評価法であるが，各項目の評点の区切りがややあいまいなため，慣れていないと評価に迷うことが多い．このため，Chen らは CBS を正しく評価するための手順を示したマニュアル Kessler Foundation Neglect Assessment Process(KF-NAP™)を開発した[5][6]．KF-NAP™ は日本語を含めた4か国語に翻訳されており，ケスラー財団の HP〔https://www.kflearn.org/courses/kf-nap-2015-manuals〕からダ

* Takuya NAKAMURA，〒 259-1193 神奈川県伊勢原市下糟屋 143　東海大学医学部専門診療学系リハビリテーション科学，助教

ウンロードできる.

『脳卒中治療ガイドライン2021（改訂2023）』では,「半側空間無視に対して, rTMS, tDCS, 視覚探索訓練, プリズム眼鏡を用いた訓練を行うことは妥当である（推奨度Bエビデンスレベル中）. また, 鏡像を用いた訓練, 冷水・振動・電気刺激を用いた訓練, アイパッチを用いた訓練を行うことを考慮しても良い（推奨度Cエビデンスレベル低）.」とされている.

米国のAHA/ASAによるガイドライン[1]では, プリズム適応（prism adaptation；PA）, 視覚探索訓練, 視運動性刺激, 仮想現実, limb activation, mental imagery, 頚部刺激とPAの組み合わせが推奨（class Ⅱa）され, rTMSも考慮してよい（class Ⅲb）とされている.

半側空間無視に対する非薬理学的治療のコクランレビュー[7]においては, 視覚的治療, PA, 身体認識治療, 精神機能治療, 運動治療, 非侵襲的脳刺激, 電気刺激, 鍼治療に関する1,951人の参加者を含む65件のRCTの結果がまとめられている. その結果, 半側空間無視に対する非薬理学的治療がADLを改善し自立性を高めるうえでの有効性はまだ証明されていないと結論づけられている.

以下, 代表的な治療法とその効果について述べる.

プリズム適応

PA訓練では患者は同側プリズムを装着して目標点を指す. 最初は誤到達するが, その後, 正確に指さすために指さしの動作を再調整することによってこの誤差を補正する適応が起きる. よく用いられる方法としては, 左無視患者に対して視野を右に10°程度偏倚させるプリズム眼鏡を着用させ, 上肢の軌跡を隠した状態で前方の目標点に対してリーチ動作を行う方法である. 最初は目標とずれた点に向かってリーチしてしまうが, 動作を繰り返すと正確な場所をリーチできるようになる. 大掛かりな装置は不要で, 比較的少ない回数の治療で効果が長く持続することから, 臨床応用

可能な方法である. プリズムレンズは検眼用のフレネル膜とフレームの利用やシート状のフレネル膜を市販の眼鏡に貼りつける方法が簡便である. プリズムの最適な角度・試行回数については, 広く定まった方法はない. 先行研究ではプリズム角度は10°以上, 1セッションでのリーチ回数は50〜100回程度, セッション回数は10回程度のものが多い[8]. 日本の回復期病院で行われたRCT[9]では, 1日2回, 週5日, 2週間のPA療法により, PA療法終了後から退院時までのfunctional independence measure（FIM）利得が有意に改善した. 軽度の無視患者群でFIM利得の改善効果が高いという報告もあり, 入院時に無視徴候が認められた場合, 理学療法や作業療法の開始時にPA療法を組み込むようなプログラムが効率的であると考えられる.

視覚探索課題

視覚探索課題は, 視線走査や眼球運動を促し, 体系的な右から左への探索を学ぶtop-downアプローチの治療法である. 能動的かつ目的意識的に視野を探索することを目的とした視覚走査訓練, 静的または動く刺激を用いたサッカードまたは追跡眼球運動の訓練, または無視された空間の視覚的探索を誘発する半視野アイパッチなどがある. 様々な機器や刺激を用いて行うことができるが, 机上で紙ベースにて行うことも可能であり, 臨床に用いることも容易である. 電気刺激やlimb activationといったbottom-upアプローチと組わせて行うことも可能であり, より有効性を高める可能性があるとされている. 急性期脳卒中患者21人を対象としたRCT[10]において治療群（1週間の半眼部眼球パッチと視運動刺激の毎日セッション, n＝11）と対照群（ネグレクト特異的治療なし, n＝10）が比較された. この試験では, 半側空間アイパッチングと反復視運動刺激の併用療法と自然経過群が比較され, CBSをアウトカムとし, ベースライン時（1日目）, 治療後（8日目）, 1か月後（30日目）に評価が行われた. 治療後のセッション

では，両群ともこれらすべての指標が改善し，追跡調査でも結果は安定しているか，さらに改善していた．しかし，この変化には治療群と対照群の間に有意差はないという結果であった．

身体認識への治療

身体意識への治療においては，言語による合図，感覚的な合図を伝える装置，バイオフィードバック，集中的な運動などが用いられる．これらは，無視されている身体側や空間への意識を促すことを目的として実施される．発症3か月以内の脳卒中患者22人を対象としたRCT[11]において治療群には1日1時間，1か月間（20時間），探索的リコンディショニングと随意的な体幹回旋を関連づける訓練を行い，対照群では通常の神経リハビリテーション治療を1日1時間，1か月間（20時間）行った．0日目，30日目にFIMによる評価を行い，治療群で有意な改善を認めた．治療群では半側空間無視は1例で消失し，4例で改善し，6例では不変であった．

精神機能への治療

精神機能への治療には，身体活動を伴わない運動や視覚表象の改善を目的とした，精神的な処理／思考に焦点を当てた治療法（心的イメージ，バーチャルリアリティなど）が含まれる．目的は脳卒中患者の片側空間無視に対するバーチャルリアリティトレーニングの効果を調査すること．急性期脳卒中患者24名を対象としたRCT[12]において，治療群には左半身を刺激するVR訓練を行い，対照群には，視覚的スキャニング訓練などの従来の無視療法が行われた．両群とも1日30分，週5日，3週間の治療を受けた．VR群における治療後のスター・キャンセル・テストの結果およびCBSの変化は，対照群よりも有意に高かった．

運動ベースでの治療

運動ベースの治療には，上肢訓練やバランス訓練が含まれており，患肢や身体全体の特異的な訓練がネグレクトの軽減に間接的な効果をもたらすとされている．急性期脳卒中患者30名を対象としたRCT[13]において，rTMSのみ群，ロボットのみ群，併用群に分けられ，rTMS群とロボット群で1日20分，週5日，2週間（計10回）行われた．併用群は1日40分，週5日，2週間（計10回）の治療を受けた．治療2週間後，全群でスター・キャンセル・テスト，CBS，mini-mental state（MMS）に有意な改善が見られた．しかし，測定値の変化には群間で有意差は見られなかった．

おわりに

半側空間無視に対するリハビリテーション治療において多くの戦略が提案されているが，質の高い十分な検出力のある無作為化試験によって十分に研究されたものはまだないのが現状である．上記で触れたようにいくつかの臨床研究では有望な結果が報告されているが，今後，広範な臨床実践にスケールアップできる手法や，より長期的な効果を得るためには，より大規模なRCTが必要であると考えられる．

文 献

1) Winstein CJ, et al：Guidelines for Adult Stroke Rehabilitation and Recovery：A Guideline for Healthcare Professionals From the American Heart Association/American Stroke Association. *Stroke*, **47**(6)：e98-169, 2016.

2) Development of behavioral test of visuospatial neglect—Search Results—PubMed [Internet]. [cited 2024 Feb 2]. Available from：[https://pubmed.ncbi.nlm.nih.gov/?term=Development+of+behavioral+test+of+visuospatial+neglect]

3) Wilson B, et al：Development of a behavioral test of visuospatial neglect. *Arch Phys Med Rehabil*, **68**(2)：98-102, 1987.

4) Azouvi P：Functional Consequences and Awareness of Unilateral Neglect：Study of an Evaluation Scale. *Neuropsychol Rehabil*, **6**(2)：133-150, 1996.

5) Chen P, et al：Spatial Neglect Hinders Success of Inpatient Rehabilitation in Individuals With Traumatic Brain Injury：A Retrospective Study. *Neurorehabil Neural Repair*, **30**(5)：451-460, 2016.

6) Chen P, et al：Kessler Foundation Neglect Assessment Process uniquely measures spatial neglect during activities of daily living. *Arch Phys Med Rehabil*, **96**(5)：869-876. e1, 2015.

7) Longley V, et al：Non-pharmacological interventions for spatial neglect or inattention following stroke and other non-progressive brain injury. *Cochrane Database Syst Rev*, 2021(7), 2021.
   Summary 半側空間無視に対する非薬物療法のシステマティックレビュー．リハビリテーション治療だけでなく非侵襲的電気刺激に関しても検討している．

8) Goedert KM, et al：Prism adaptation and spatial neglect：the need for dose-finding studies. *Front Hum Neurosci*, **9**：243, 2015.

9) Mizuno K, et al：Prism adaptation therapy enhances rehabilitation of stroke patients with unilateral spatial neglect：a randomized, controlled trial. *Neurorehabil Neural Repair*, **25**(8)：711-720, 2011.
   Summary 日本国内の回復期病院で実施されたプリズム適応療法のランダム化比較試験．

10) Machner B, et al：Randomized controlled trial on hemifield eye patching and optokinetic stimulation in acute spatial neglect. *Stroke*, **45**(8)：2465-2468, 2014.

11) Wiart L, et al：Unilateral neglect syndrome rehabilitation by trunk rotation and scanning training. *Arch Phys Med Rehabil*, **78**(4)：424-429, 1997.

12) Kim YM, et al：The effect of virtual reality training on unilateral spatial neglect in stroke patients. *Ann Rehabil Med*, **35**(3)：309-315, 2011.

13) Kim SB, et al：Effect of Combined Therapy of Robot and Low-Frequency Repetitive Transcranial Magnetic Stimulation on Hemispatial Neglect in Stroke Patients. *Ann Rehabil Med*, **42**(6)：788-797, 2018.

病院と在宅をつなぐ
脳神経内科の摂食嚥下障害
―病態理解と専門職の視点―

好評書籍

編著 **野﨑 園子**

関西労災病院 神経内科・リハビリテーション科 部長

2018 年 10 月発行　B5 判　156 頁
定価 4,950 円（本体 4,500 円＋税）

「疾患ごとのわかりやすい病態解説＋13 の専門職の視点からの解説」
在宅医療における脳神経内科の患者の摂食嚥下障害への介入が丸わかり！さらに、Q&A 形式でより具体的な介入のコツとワザを解説しました。在宅医療に携わるすべての方にお役立ていただける一冊です！

Contents

全日本病院出版会　〒113-0033 東京都文京区本郷 3-16-4　Tel:03-5689-5989
www.zenniti.com　　　　　　　　　　　　　　　Fax:03-5689-8030

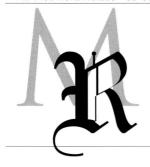

特集／ここがポイント！半側空間無視のリハビリテーション診療

診断・治療の新技術
1. 生理学的指標を用いた半側空間無視評価

池田拓郎[*1]　後藤純信[*2]

Abstract 半側空間無視(unilateral spatial neglect；USN)は，片側の脳病変後に起こる空間認知障害である．近年の USN についての研究では，磁気共鳴機能画像法(functional magnetic resonance imaging；fMRI)などの脳イメージング手法のみならず，探索眼球運動(exploratory eye movements；EEMs)，脳波(electroencephalogram；EEG)，視覚誘発電位(visual evoked potential；VEP)および視覚誘発脳磁界(visual evoked magnetic field；VEF)などの生理学的指標を用いることで，USN の病態メカニズムを客観的に検討する試みがなされている．また，視空間性注意障害に関わるネットワーク障害として解釈されつつある USN の病態メカニズムを脳内情報処理の観点から非侵襲的に可視化されてきている．臨床上，無視症状が日常生活上では出現するが，行動性無視検査(Behavioural Inattention Test；BIT)などの机上検査では検出されない状況にしばしば遭遇するため，前述の生理学的視標は，机上検査を補完するために利用価値が高いものと考えられる．本稿では，視空間失認を伴う USN に焦点を絞り，EEMs と電磁気生理学的手法による神経生理学的指標(EEG, VEP, VEF)を用いた USN 評価の意義と臨床応用の可能性を概説する．

Key words 半側空間無視(unilateral spatial neglect；USN)，探索眼球運動(exploratory eye movements；EEMs)，脳波(electroencephalogram；EEG)，視覚誘発電位(visual evoked potential；VEP)，視覚誘発脳磁界(visual evoked magnetic field；VEF)

はじめに

半側空間無視(unilateral spatial neglect；USN)とは，片側の脳病変後に起こる空間認知障害である．"入れ子現象"や"タマネギ現象"と称されるように頭や視線が自由に動く状況下でさえ，障害側(特に左側)に気づくことができなくなる．従来から，USN は中大脳動脈の損傷によって出現し，頭頂葉の局所的な関与が指摘されてきたが，近年では視空間性注意に関わるネットワークの障害として解釈されてきている[1]．この視空間性注意ネットワークは，背側注意ネットワーク(自らが意識的に注意を向ける能動的注意)と腹側注意ネットワーク(自分の意志とは関係なく外的な刺激に応答する受動的注意)とに大別され，損傷を受けた脳領域あるいはこれらのネットワーク障害によって，無視症状が異なる特徴を引き起こすものと考えられている．

臨床現場での USN の評価として，従来から行動性無視検査(Behavioural Inattention Test；BIT)などの机上での神経心理学検査が広く用いられ，USN の有無や重症の程度の鑑別に利用されている．しかし，無視症状が日常生活上で出現するのに机上での神経心理学検査では検出されない

[*1] Takuro IKEDA，〒814-0001 福岡県福岡市早良区百道浜 3-6-40 福岡国際医療福祉大学医療学部理学療法学科，准教授
[*2] Yoshinobu GOTO，国際医療福祉大学医学部生理学講座，教授

表 1. BIT 行動性無視検査, 視覚探索反応課題回答数と探索眼球運動との関連

		探索眼球運動		
		平均注視時間	総移動距離	注視点総数
左片麻痺者(USN あり)	BIT 行動性無視検査	−0.35*	0.50*	0.55*
	視覚探索反応課題　解答数	−0.43*	0.67*	0.51*
右片麻痺者(USN なし)	BIT 行動性無視検査	−0.60*	0.56*	0.51*
	視覚探索反応課題　解答数	−0.06	0.13	0.01
左片麻痺者(USN なし)	BIT 行動性無視検査	−0.08	−0.07	−0.02
	視覚探索反応課題　解答数	−0.42*	0.04	0.18

(文献 6 より引用改変)

* : p<0.05.

状況がしばしば観察され, 双方には 29.5％の乖離があるとの報告もある[2]. これは, 上述の損傷を受けた脳領域あるいは視空間性注意ネットワーク障害による無視症状の特徴が異なることと机上での神経心理学検査の限界が理由であるものと推察される. したがって, 脳損傷部位やネットワーク障害を可視化し, 従来の机上検査や行動検査を補完できる客観的な評価法の確立と普及が重要となる. 本稿では, 視空間失認を伴う USN に焦点を絞り, 眼球運動計測と電磁気生理学的手法による神経生理学的指標を用いた USN 評価の意義と臨床応用の可能性を概説する.

探索眼球運動による半側空間無視評価

ヒトは, 眼球運動(律動性眼球運動やサッケードなど)と注視を繰り返すことによって外界からの視覚情報を取り込んでいる. その計測方法の現在の主流は, ビデオ式アイトラッキング法である[3]. これは, 角膜反射を利用して眼球運動をカメラで撮影し, 記録された視線の動きに応答する眼球の運動を解析するものである. この計測環境を基盤とし, 計測には, ディスプレイ周辺にカメラなどの計測装置を取り付ける非接触型タイプと眼鏡式の形状に装置設置するウェアラブルタイプが用いられ, 職業訓練やマーケティング(ユーザビリティ評価や広告クリエイティブ)などに活用されている. 近年, アイトラッカーなどの視線計測装置の価格が低コストとなり, 臨床導入へのハードルが低くなってきている. また, USN 者への視線計測が従来の机上での神経心理学検査より

も無視の検出頻度が高いと報告され, その有用性から医療従事者の関心は高く, USN の評価として普及しつつある[4].

USN 者に対する探索眼球運動(exploratory eye movements；EEMs)計測の先駆けは, Johnston らによるもので左空間の探索時間が机上での神経心理学検査の重症度が高いほど短いことが報告されている[5]. 共同執筆者らもまた, 単純図形を用いて BIT 行動性無視検査と EEMs ならびに課題回答数と EEMs との間に相関を認め, EEMs と無視症状の重症度とに関連があることを報告している[6](表 1). 最近, Kaufman らは, 左右反転画像というユニークな視覚刺激を用いて亜急性期の USN 者の視線解析を行っている[4]. 通常, 視覚ターゲットが右側にあるとそれを自由に探索して視線を合わせることができ, その画像が左右反転すると左側の画像を注視することができる. しかし, 日常生活で無視症状を有する右半球脳卒中患者は, 健常群ならびに無視症状のない右半球脳卒中患者に比べて平均視線位置が画面の右半分に有意にシフトしていたと報告している[4]. また, 反転画像における探索課題中の平均注視位置と日常活動中の USN 症状を評価する観察的尺度との間に相関を示したことを明らかとしている[4]. Ohmatsu らも左右反転画像を用いて無視線の位置を検討し, 同様な結果と 50 病日目の USN 者の視線の位置は反転しても右側に停留していたが, 無視症状の軽減(248 病日目)に伴い, 画面の左側へ視線がシフトするようになったと報告している[7]. これらの研究は, USN 者の左右の空間的配置の非

対称性異常を眼球運動の視点から無視症状の検出および回復の指標として利用価値が高いことを示している．一方，視覚情報の条件設定（輝度など）が USN 者の視線の動きや位置を変化させるとの報告があるため，EEMs 計測のための視覚画像の作成には注意を必要とする[8]．

電磁気生理学的手法を用いた半側空間無視評価

1．脳波による半側空間無視評価

USN 者の脳活動を非侵襲的に測定する試みは，臨床的価値を生み出し，USN の神経生理学なバイオマーカーとなる可能性がある．特に，電磁気生理学的手法は，時間分解能に優れる機器の特性の利点を活かし，応答する反応をリアルタイムに記録することができ，異なる領域間の神経接合を可視化することができる．脳波（electroencephalogram；EEG）では，自発的脳活動を記録することができる．これまでの研究では，安静時 EEG トポグラフィーは感度と信頼性が高く，様々な重症度の USN 者を識別するのに役立つことがわかってきている[9]．最近では，USN の特定の安静時 EEG 神経振動の特徴を明らかにする試みがなされ，USN 群における頭皮上の δ 帯域／α 帯域比は，健常群および脳卒中者（USN なし）と比べて有意に高く，バランス能力，線分二等分検査（机上検査）との間に正の相関があったとしている[10]．また，USN 群では右頭頂部および後頭部領域で α 帯域の power 値の低下を示し，線分二等分検査（机上検査）との間に正の相関があったとしている[10]．これらの結果は，全脳 δ 帯域／α 帯域比によって USN の有無を識別でき，全脳 δ 帯域／α 帯域比および頭頂後頭部の α 帯域の神経振動が USN の重症度の補助診断に有用なツールとなる可能性を示唆している．

腹側注意ネットワークの機能不全は，USN の無視行動の基盤であるとされ，さらに，相互作用によって背側注意ネットワークの機能的不均衡を引き起こすことで USN が出現すると考えられている[1]．近年では，この仮説モデルを基盤とした USN 研究が多数報告され，EEG 神経振動による検討がなされている．これまでの研究では，左右の注意分散要素を無視しながら，中央の目標に注視することを要求する視空間課題を実施したところ，USN 群は健常群に比べて右背側前頭前野と右上頭頂領域との間の θ 帯域の活動が有意に低下したとの報告がなされている[11]．この現象は，USN 者では前頭頭頂ネットワーク（両側背側注意ネットワークと右腹側注意ネットワーク）の機能的結合が抑制したことを示し，注意の脳内情報処理が機能不全に陥っている可能性を示唆している．以上より，EEG 神経振動は，USN の重症度や注意の脳内情報処理ネットワークを客観的に評価することができ，神経心理検査や行動検査と組み合わせることによって診断の補助や回復の指標となる可能性がある．

2．視覚誘発電位・視覚誘発脳磁界による半側空間無視評価

ヒトの視覚情報処理は，小細胞（parvocellular；P）系と大細胞（magnocellular；M）系によって並列的に処理されている[12]．P 系は，網膜→外側膝状体→1 次視覚野→4 次視覚野→下側頭葉前部と情報が伝達され，主に色や物体などの視覚情報の処理に関与する（腹側視覚路）．一方，M 系は，網膜→外側膝状体→1 次視覚野→5 次視覚野→頭頂葉と情報が伝達され，主に運動視や立体視の処理に関与する（背側視覚路）．また，頭頂葉では，上頭頂小葉に投射する経路（背-背側路）と下頭頂小葉に投射する経路（腹-背側路）に分かれて投射される（図1）．これらの視覚情報は最終的に前頭前野に投射され，記憶情報との照合が行われて認知される．したがって，M 系と P 系の生理学的特性の違いを理解して視覚刺激を工夫して与えることは，視神経から高次視覚野に至る視覚路の機能障害を定量的に評価することができ，様々な疾患へ臨床評価できる可能性がある[12]．我々は，運動視や視差勾配をつけた立体運動視の刺激を用いて，高次視覚野（背側視覚路）の反応特性の検討を行っている[13]．

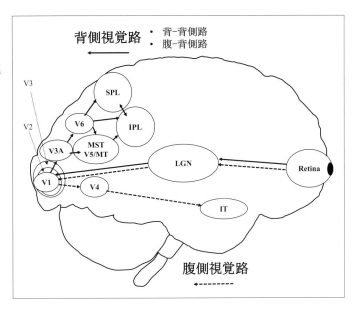

図 1.
ヒトの並列視覚情報処理
Retina；網膜
LGN；外側膝状体
V1；1次視覚野
V2；2次視覚野
V3；3次視覚野
V4；4次視覚野
V5；5次視覚野
V6；6次視覚野
MST；内側上側頭領域
MT；中側頭頂小葉
SPL；上頭頂小葉
IPL；下頭頂小葉
IT；下側頭葉皮質

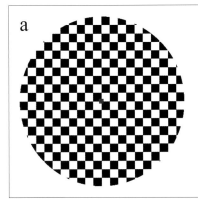

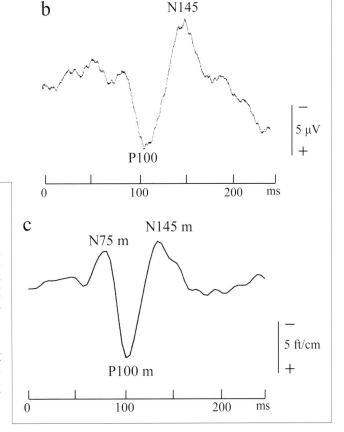

図 2.
白黒格子縞パターン反転刺激による VEP と VEF の正常波形
　a：白黒格子縞パターン反転刺激は，白黒のパターンを一定頻度で反転させる刺激法である．刺激頻度 3 Hz 以下の場合には一過性 VEP(transient VEP：TR-VEP)が，刺激頻度 4 Hz 以上の高頻度では定常状態型 VEP(steady-state VEP：SS-VEP)が後頭部で記録することができる．
　b，c：白黒格子縞パターン反転刺激(全視野，チェックサイズ 30 分，コントラスト 90%，刺激頻度 1 Hz)による TR-VEP(b)と TR-VEF(c)の典型的な三峰性の正常波形を示す．記録部位は正中後頭部

（文献 12 より引用改変）

　視覚刺激を取り入れると，網膜から大脳皮質高次視覚野にかけて興奮性の電気(磁場)反応が起こる．視覚誘発電位(visual evoked potential；VEP)，視覚誘発脳磁界(visual evoked magnetic field；VEF)や事象関連電位(event related poten-tial；ERP)などは，これらの視覚系の電気(磁場)反応を記録したものである[12](図2)．これまで，左半視野へのパターン反転刺激後の定常状態型 VEP(steady-state VEP)の位相は，右視野刺激に比較して 30〜40 秒遅延したとする報告や左半側

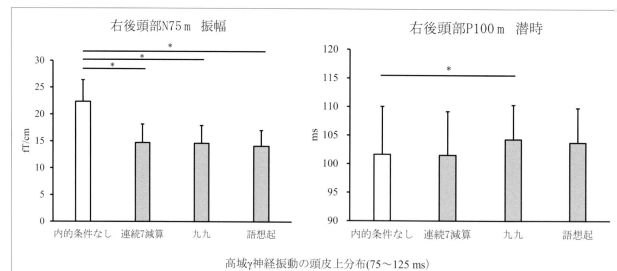

右後頭部N75m　振幅　　　　　　　右後頭部P100m　潜時

高域γ神経振動の頭皮上分布(75〜125 ms)

| 内的条件なし | 連続7減算 |
| 九九 | 語想起 |

図 3. 白黒格子縞パターン反転刺激(左半視野)時の VEF
* : p<0.05. 矢印は，内的条件負荷時の高域γ帯域神経振動の著明な変化を示す.

（文献 17 より引用改変）

視野刺激後の一過性 VEF(transient VEF)は，P100m(100 ms)あるいは N145m(145 ms)のいずれかの応答反応が USN 者によって明確に記録できなかった報告がなされている[14)15)]. また，USN 者に対して円形で構成された白黒正弦波模様のオブジェクトを左右の 4 象限へランダムに呈示した場合には，左視野への刺激後130〜160秒後に誘発される N1a 成分が記録できず，健常群に比べて N1p(140〜180 ms)成分および P2(180〜220 ms)成分は潜時遅延と振幅低下があったなどの報告も

ある[16]．これらの結果は，右頭頂部の病変が USN にとって重要な責任病巣であることや視空間性注意ネットワーク障害の存在が視覚情報処理の初期反応に影響を与えているものと推察されている．したがって，VEP，VEF および ERP は，USN 者の視覚系の部分的な脳内情報処理の異常を検出できる可能性がある．

また，上述のとおり注意を一方に向けることができなくなることに加え，人や物体などの視覚情報を注視することは，USN 者にとって困難となる[6]．しかし，注視時に暗算などの内的条件を負荷することが視覚の初期反応に影響を与えるのかどうかは明らかとなっていない．そこで，我々はまず健常成人に対して，左もしくは右半側視野に白黒格子縞パターン反転刺激（チェックサイズ 50分，コントラスト 97%，刺激頻度 1 Hz）を呈示しながら，中央の固視点に注視させて暗算（連続 7 減算や九九）と語想起を試行させた時の初期の脳内視覚情報処理に与える影響を VEF の主成分とγ帯域の神経振動を指標にして検討した[17]．結果，左半側視野刺激時の右後頭部の N75m（75 ms）の振幅が連続 7 減算，九九と語想起によって低下し，右後頭部の P100m（100 ms）の潜時が九九によって延長した．また，左半側視野刺激時の頭皮上での高域γ帯域（50〜100 Hz）の神経振動の広がりが課題遂行時に右前頭部で縮小し，右後頭部での分布の広がりが九九で拡大したことを明らかにした[17]（図 3）．これらの現象は，注視時に暗算や語想起の内的条件を負荷することが視覚情報処理を抑制させることを示している．また，視覚情報処理に関連する高域γ帯域の神経振動が異なる脳領域間で並列的に複数の情報を処理するための重要な成分を示す可能性がある．今後，USN 者，USN のない左片麻痺者や右片麻痺者に対して測定を行い，得られた成果を比較検討することで，USN の病態生理の解明の一助へと発展させる必要がある．

終わりに

EEMs と電磁気生理学的手法は，その客観性から机上検査を補完するために利用価値が高く，期待が持たれている．しかし，特に電磁気生理学的手法は，刺激の作成や計測，解析に対するハードルが高く捉えられてしまう点や USN の病態メカニズムの多様さなどによって USN のデータベースが構築できていない点から臨床への普及が進んでいない．今後，医療と工学との連携がさらに進むことで，USN における生理学的指標の基盤を構築し，より簡易的な計測機器が開発されることに発展することが望まれる．

文　献

1) Corbetta M, et al：Spatial neglect and attention networks. *Annu Rev Neurosci*, **34**：569-599, 2011.
2) 竹内健太ほか：半側無視の評価である Catherine Bergego Scale の臨床的意義の再検討—半側無視に対する机上検査と行動評価との関連性の検討から．作業療法，**37**：48-56，2018.
3) 寺尾安生：EOG，Eye tracker. *Clin Neurosci*, **34**：821-825，2016.
　Summary EEG，誘発電位および眼球運動の総説である．臨床神経生理評価を総論的に学ぶことができる文献．
4) Kaufman BC, et al：Eyetracking during free visual exploration detects neglect more reliably than paper-pencil tests. *Cortex*, **129**：223-235, 2020.
5) Johnston CW, et al：Exploratory eye movements and visual hemi-neglect. *J Clin Exp Neuropsychol*, **8**：93-101, 1986.
6) 吉田　健ほか：探索眼球運動を指標とした脳血管障害者の視覚情報処理機能．臨神生，**38**(6)：371-378，2010.
7) Ohmatsu S, et al：Visual search pattern during free viewing of horizontally flipped images in patients with unilateral spatial neglect. *Cortex*, **113**：83-95, 2019.
8) Ptak R, et al：Looking left with left neglect：the role of spatial attention when active vision selects local image features for fixation. *Cortex*, **45**：1156-1166, 2009.
9) Pirondini E, et al：Resting-state EEG topographies：Reliable and sensitive signatures of uni-

lateral spatial neglect. *Neuroimage Clin*, **26**：102237, 2020.

10） Zhang Y, et al：Resting-state electroencephalography changes in poststroke patients with visuospatial neglect. *Front Neurosci*, **16**：974712, 2022.

11） Fellrath J, et al：Theta-band functional connectivity in the dorsal fronto-parietal network predicts goal-directed attention. *Neuropsychologia*, **92**：20-30, 2016.

12） 後藤純信ほか：視覚誘発電位と視覚誘発脳磁場. 臨神生, **40**（1）：8-18, 2012.
Summary VEP と VEF に関するわかりやすい総説であり，初学者には必須の文献.

13） 後藤和彦ほか：運動知覚への両眼視差刺激の影響：視覚誘発電位を用いた検討. 臨神生, **47**（6）：509-518, 2019.

14） Spinelli D, et al：Spatial neglect is associated with increased latencies of visual evoked potentials. *Vis Neurosci*, **11**（5）：909-918, 1994.

15） Mizuno K, et al：Early Visual Processing is Affected by Clinical Subtype in Patients with Unilateral Spatial Neglect：A Magnetoencephalography Study. *Front Hum Neurosci*, **7**：432, 2013.

16） Russo FD, et al：Impaired visual processing of contralesional stimuli in neglect patients：a visual-evoked potential study. *Brain*, **131**（pt3）：842-854, 2008.

17） 池田拓郎ほか：暗算と語想起による注意分散が視覚誘発脳磁界に及ぼす影響. 臨神生, **45**（3）：137-145, 2017.

MB Med Reha **No.298**：**57-63**, 2024

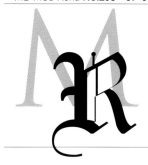

特集／ここがポイント！半側空間無視のリハビリテーション診療

診断・治療の新技術
2. 半側空間無視に対するニューロモデュレーション治療

辻本憲吾*

Abstract 半側空間無視に対するニューロモデュレーション治療は様々存在するが，ここでは特に効果があると言われているプリズム適応療法，非侵襲的脳刺激法である経頭蓋直流電気刺激と経頭蓋磁気刺激，virtual reality の 3 種類の治療法について説明する.

Key words ニューロモデュレーション(neuromodulation)，プリズム適応(prism adaptation)，経頭蓋磁気刺激(transcranial magnetic stimulation；TMS)，仮想空間(virtual reality)

プリズム適応

1. プリズム適応とは

プリズム適応は，外界が左または右にシフトする眼鏡を装着し，上肢の軌跡を隠した状態で前方の目標点に向かってポインティング動作を繰り返すことにより半側空間無視の改善を目指す知覚・運動学習課題である. プリズム適応は事前テスト，プリズム適応，事後テスト(after effect)の 3 つの段階に分けられる(**図1**).

- 事前テストでは，プリズム眼鏡を装着する前に被験者の前方への視覚目標に対するポインティング能力を測定する. これは健常者であれば簡単かつ正確に実施することができる.
- プリズム適応では，プリズム眼鏡を装着した状態で前方への視覚目標に向かってポインティングを実施する. しかし，外界が左または右にシフト(**図1**は右方向にシフト)しているため，ポインティングの初期段階では，シフトしている側にポインティングしてしまう. この初期段階に起こるポインティングエラーは，被験者の運

動と知覚のずれによって引き起こされる. エラーが起こると被験者はエラーを修正しようと意識的な再キャリブレーション(recalibration)が起こる. 再キャリブレーションは，物体到達時の運動指令を修正する認知的代償反応であり，プリズムのずれによって生じる誤差を軽減するための即時反応である. その後，空間再調整(spatial realignment)と呼ばれる無意識の処理により，視覚と固有感覚が徐々に調整され，誤差が減少する[1)2)]. つまり，一連の試行を繰り返すことで誤差を減らし，視覚変位があっても視覚目標をより正確にポインティングすることが可能になる. この 2 つのプロセスは，互いに独立して動作し，存在することが知られている[3)]. 通常では，10 回程度の試行で適応し，目標を正確にポインティングできるようになる[4)].

- 事後テストでは，プリズム眼鏡を外した状態で視覚目標にポインティングする. しかし，プリズム眼鏡でシフトしていた側と反対方向をポインティングしてしまう. 例えば，プリズム眼鏡が右側にシフトしていた場合は視覚目標よりも

* Kengo TSUJIMOTO，〒 187-8551 東京都小平市小川東町 4-1-1　国立精神・神経医療研究センター脳病態統合イメージングセンター先進脳画像研究部，研究員

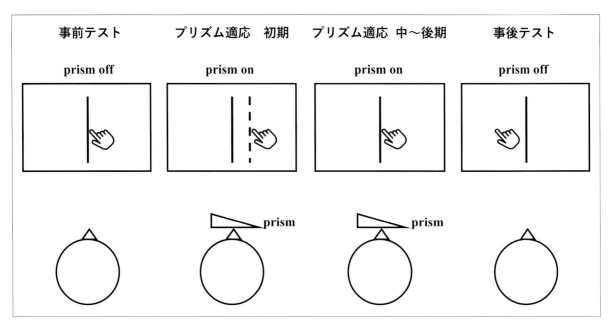

事前テスト	プリズム適応　初期	プリズム適応　中～後期	事後テスト
prism off	prism on	prism on	prism off

図 1. プリズム適応の段階

左側をポインティングすることを意味している．これがafter effect と呼ばれるプリズム適応の効果になる．これはプリズム適応中に視覚と固有感覚の空間に対する調整の量を反映している[1]．After effect は永久的に続くものではなく，回数や時間によって持続時間が変化し，数時間から 6 週間，長いものでは 2 年以上継続した報告もある[5)6)]．

2．プリズム適応の神経機構

プリズム適応は，視覚座標系と関節座標系の再キャリブレーションと空間再調整という 2 つの段階を経て達成される感覚運動現象である[7)8)]．これらの神経機構は脳の様々な領域が活動することがいくつかの論文で示されている．Luauté ら[9)]によって行われた機能的磁気共鳴画像法(fMRI)研究では，プリズム適応のポインティング時のエラーやエラーの修正段階に関連する神経活性化パターンを調べている．ポインティング時のエラーに比例して左頭頂間溝の前部が活動し，その活動はエラーの減少（適応）とともに減少する．さらに，試行中に運動計画を調整すると頭頂後頭溝が活動することが明らかになった．このことから，頭頂間溝はエラーの検出，頭頂後頭溝はエラーの修正に関与していることが示唆された．他の健常者におけるいくつかの研究では[10)]，頭頂葉がプリズム適応時の初期段階での再キャリブレーションに関与しており，小脳が後期段階での座標系の再配列に重要な役割を果たすことが示されており，Chapman ら[10)]によって行われた fMRI 研究では，プリズム適応の後半の空間再調整段階は右小脳と下頭頂小葉の活動が認められている．一方で，いくつかの研究では，頭頂葉領域と小脳はプリズム適応時の全相に関与することを示唆しており[11)12)]，小脳のⅧ小葉およびⅨ小葉は初期の学習に関与し，Ⅵ小葉は後期の再配列に関与する可能性を示している．また，プリズム適応は両側の頭頂葉，前頭葉および側頭葉領域の活動バランスを変化させ[13)14)]，Tsujimoto ら[15)]によって行われた安静時機能的結合の研究では，プリズム適応によって右背側注意経路（頭頂間溝-前頭眼野）の安静時機能的結合が変化することが報告されている．

3．半側空間無視に対するプリズム適応の効果

半側空間無視に対するプリズム適応は 1 日 1～2回，週 5 回を 2 週間行うプロトコルが一般的である．この日程のプログラムの RCT では FIM 利得が有意に改善した[16)]．さらに集中的なリハビリテーション治療を併用することでさらに FIM 利得が改善することが報告されている．また，プリズ

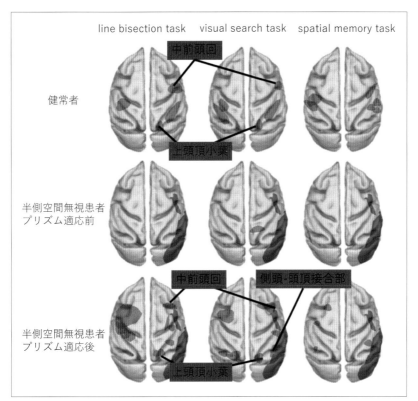

line bisection task　　visual search task　　spatial memory task

健常者

中前頭回

上頭頂小葉

半側空間無視患者
プリズム適応前

半側空間無視患者
プリズム適応後

中前頭回　　　側頭-頭頂接合部

上頭頂小葉

図 2. プリズム適応前後の脳活動

ム適応は1回の試行でも模写試験が改善すること
が報告されており，2時間後でも効果が持続した
と報告されている[5]．その他の研究では，プリズム
の効果が6週間や2年以上持続した報告もある[6]．

　また，半側空間無視患者のプリズム適応前後で
3つの課題(line bisection task, visual search
task, spatial memory task)を行った時の脳活動
を調べた研究では[17]，無視患者のプリズム適応前
では左右半球ともに活動は認められていないのに
対して，プリズム適応後では注意経路の一部の領
域である上頭頂小葉や側頭-頭頂接合部，中前頭
回に活動が認められ，さらに損傷していない領域
の活動は健常者よりも高かったと報告している
(図2)．つまり，他の領域が損傷した部位の機能
を補っている可能性が示唆されている．

非侵襲的脳刺激法

1．非侵襲的脳刺激法とは

　非侵襲的脳刺激法は，安全な方法で脳活動を調
節することができる刺激法である．大脳皮質の興

奮性を増加または減少させることによって脳活動
を調節し，長期的な効果が期待できる．非侵襲的
脳刺激法の中でも最も広く使用されている技術は
経頭蓋直流電気刺激(transcranial direct current
stimulation：tDCS)と経頭蓋磁気刺激(transcra-
nial magnetic stimulation：TMS)である．

1）経頭蓋直流電気刺激(tDCS)

　tDCS は頭皮上に2つ以上の電極を置き，低強
度の電流(通常は1~2 mA)を流すことで皮質活
動を調節する．電流は電極間(陽極から陰極)を流
れ，陽極の電極下では興奮性を高め，陰極の電極
下では興奮性を低下させる．tDCS による脳活動
調節は，活動電位の閾値に影響を与え，活動電位
に達することなく，活動電位の閾値を高くしたり
(陰極刺激)，低くしたり(陽極刺激)することに
よって達成される[18]．

2）経頭蓋磁気刺激(TMS)

　TMS は，頭蓋外のコイルを用いて磁場変動を
もたらし，経頭蓋的に脳内を刺激する方法であ
る．コイル下でパルス磁場が生じ，頭蓋内ではコ

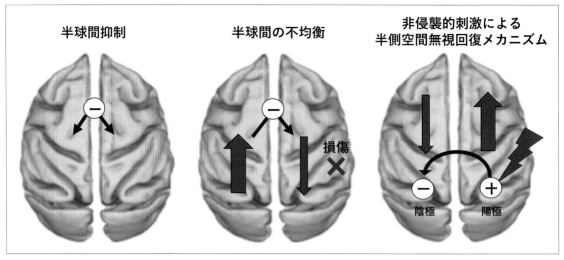

半球間抑制　　　　　　半球間の不均衡　　　　非侵襲的刺激による
　　　　　　　　　　　　　　　　　　　　　　　半側空間無視回復メカニズム

損傷

陰極　　　陽極

図 3. 非侵襲的脳刺激による興奮性と抑制性のプロトコル

イルに流れる電流とは逆方向に誘導電流が生じる[19]. 8 の字コイルは，円形の経路を包囲して流れている渦状の誘導電流が，経路の交差する点において，交差部以外の部分と比較して 2 倍程度高い電場が生じる[20]. また，5 mm の分解能で限局した刺激が可能である[21)22)]. 安全性の観点より，局所の電気的脳活動を刺激する標準的方法では，2～3 秒に 1 回の刺激に限られており，単発経頭蓋磁気刺激(single pulse TMS；単発 TMS)と呼ばれている[23]. 単発 TMS は，非侵襲的に中枢神経系を刺激する方法として，すでに保険診療でも承認されており，標的部位の陽性症状を確認することができる. また，試験刺激前の条件刺激を用いて標的部位の機能を瞬間的に障害(仮想障害)させる 2 連発刺激では標的部位の陰性症状を確認することができる.

　一方で，単発 TMS よりも高頻度で連続した経頭蓋磁気刺激を行う反復経頭蓋磁気刺激(repetitive TMS；rTMS)による一過性の脳神経回路網活動の機能的亢進や抑制は，単発 TMS とは異なり，効果が数十分から数時間持続する[24)25)]. Patterned rTMS の 1 種に theta-burst stimulation (TBS)がある. TBS は，50 Hz の 3 発のバースト状刺激を 5 Hz で与える方法である[26].

2. 非侵襲的脳刺激の神経機構

　非侵襲的脳刺激法を用いた半側空間無視の回復の神経機構は Kinsbourne によって提唱された半球間抑制のモデルに基づいている[27)～30)]. 大脳半球は，静止状態では常に相互作用しており，脳梁を介して相互抑制作用が働いている. 正常脳では，この半球間抑制が両半球間のバランスを維持していると言われている. しかし，片側半球が損傷することで半球間のバランスが崩れる. その結果，損傷半球は活動が低下するため，非損傷半球を抑制することができなくなり，非損傷半球の活動性が亢進する. したがって，半側空間無視の根底にある機能障害は，損傷半球の活動性の低下と非損傷半球の活動性の亢進による左右半球間の不均衡が原因であると提唱されている. そのため，半球間のバランスを回復させるために，非侵襲的脳刺激による興奮性(損傷半球の活動を亢進させる)と抑制性(非損傷半球の活動を低下させる)のプロトコルが適応される(図 3).

3. 半側空間無視に対する非侵襲的脳刺激の効果

1) 経頭蓋直流電気刺激(tDCS)

　tDCS を用いた多くの治療が後部頭頂葉に刺激を実施している. 非損傷半球に陰極，損傷半球に陽極の刺激を与えた場合に症状の改善が認められたと多くの論文で報告している. この結果は，先の神経機構の部分で説明した大脳半球間競合モデルと一致している. tDCS は主に従来の治療(身体的または認知的)またはほかの特異的な半側空間無視治療(視運動性治療，プリズム適応療法，フィードバック訓練)と組み合わせて適用され，従来の治療または特異的治療を単独で行った場合

と比較して有意に大きな改善が得られることを多くの論文で報告している[31]~[34]. したがって, tDCSとほかの治療的アプローチを組み合わせることで単独で適応した場合よりも従来の治療の効果を高める相乗効果が生まれることを示唆している.

2）経頭蓋磁気刺激（TMS）

反復経頭蓋磁気刺激の研究では, 6名の半側空間無視患者に対して2週間で合計7回, 非損傷半球の後部頭頂葉に対して刺激し, 注意追跡課題を実施している. 刺激後は注意追跡課題のパフォーマンスが改善した[35]. 持続的シータバースト刺激（continuous theta burst stimulation；cTBS）の研究では, 2日連続で合計8回, 非損傷半球の後部頭頂葉に対して刺激した結果, CBS（Catherine Bergego Scale）が37％改善し, さらにその効果は3週間持続した[36]. また, cTBSは急性期と維持期のどちらにも効果があることが明らかになっている. 発症から30日以内の急性期の患者を対象とした研究では, 8日間と16日間のcTMS刺激を実施した結果, どちらの群もFIM合計とCBSがSham群と比較して有意に改善した[37]. 一方で, 発症から2年経過した維持期の患者を対象とした研究では, 2週間のcTBS刺激を実施した結果, BIT（行動性無視検査）-BおよびBIT-Cが刺激前と比較して有意に改善した[38].

Virtual reality

Virtual reality（VR）は仮想現実であり, 日常生活に関連する状況を作り出すことで頭, 目, 手足の動きや環境の変化をコントロールすることができるため, 半側空間無視の診断およびリハビリテーション治療において, 適切なアプローチを提供できる可能性がある[39]. また, 入院中だけでなく, 自宅でのリハビリテーション治療にも利用することができるため, 病院での治療よりも患者にとって柔軟で便利な治療が可能で, より頻繁に自主トレーニングを繰り返すことができる.

現在, 半側空間無視に対するVRを用いたリハビリテーション研究は26件存在する[40]. 26件の研究のうち22件（84.62％）で有意な有益効果が認められたと報告している. VRが半側空間無視患者のリハビリテーション治療のための強力な技術になり得ることを示唆している. VRによる治療は, 脳と同様に, 身体とその周囲の空間のシミュレーションを通じて, 利用者（患者）の動きの感覚的な結果を予測しようとする. したがって, リハビリテーション治療の効果は, 没入の度合いよりもむしろ, シミュレーションそのものに依存する可能性がある.

文　献

1) Newport R, Schenk T：Prisms and neglect：What have we learned? *Neuropsychologia*, **50**（6）：1080-1091, 2012.

2) Pisella L, et al：Dissociated long lasting improvements of straight ahead pointing and line bisection tasks in two hemineglect patients. *Neuropsychologia*, **40**（3）：327-334, 2002.

3) Petitet P, et al：Towards a neuro computational account of prism adaptation. *Neuropsychologia*, **115**：188-203, 2018.

4) Rossetti Y, et al：Prismatic displacement of vision induces transient changes in the timing of eye-hand coordination". Percept Psychophys, **54**：355-364, 1993.

5) Rossetti Y, et al：Prism adaptation to a rightward optical deviation rehabilitates left hemispatial neglect. *Nature*, **395**：166-169, 1998.

6) Shiraishi H, et al：Prism intervention helped sustainability of effects and ADL performances in chronic hemispatial neglect：a follow-up study. *NeuroRehabilitation*, **27**：165-172, 2010.

7) Bock O：Components of sensorimotor adaptation in young and elderly subjects. *Exp Brain Res*, **160**：259-263, 2005.

8) Clower D, Boussaoud D：Selective use of perceptual recalibration versus visuomotor skill acquisition. *J Neurophysiol*, **84**：2703-2708, 2000.

9) Luauté J, et al：Dynamic changes in brain activity during prism adaptation. *J Neurosci*, **29**（1）：169-178, 2009.

10) Chapman HL, et al：Neural mechanisms underlying spatial realignment during adaptation to optical wedge prisms. *Neuropsychologia*, **48**：2595-2601, 2010.

11) Panico F, et al：On the mechanisms underlying prism Adaptation：A review of neuro-imaging and neuro-stimulation studies. *Cortex*, **123**：57-71, 2020.

12) Kuper M, et al：Activation of the cerebellar cortex and the dentate nucleus in a prism adaptation fMRI study. *Hum Brain Mapp*, **35**：1574-1586, 2014.

13) Crottaz-Herbette S, et al：A Brief Exposure to Leftward Prismatic Adaptation Enhances the Representation of the Ipsilateral, Right Visual Field in the Right Inferior Parietal Lobule. *eNeuro*, **4**：310-371, 2017.

14) Crottaz-Herbette S, et al：Prismatic adaptation changes visuospatial representation in the inferior parietal lobule. *J Neurosci*, **34**：11803-11811, 2014.

15) Tsujimoto K, et al：Prism adaptation changes resting-state functional connectivity in the dorsal stream of visual attention networks in healthy adults：A fMRI study. *Cortex*, **119**：594-605, 2019.

16) Mizuno K, et al：Prism adaptation therapy enhances rehabilitation of stroke patients with unilateral spatial neglect：a randomized, controlled trial. *Neurorehabil Neural Repair*, **25**(8)：711-720, 2011.

17) Saj A, et al：Prism adaptation enhances activity of intact fronto-parietal areas in both hemispheres in neglect patients. *Cortex*, **49**(1)：107-119, 2013.

18) Fregni F, Pascual-Leone A：Technology insight：non-invasive brain stimulation in neurology-perspectives on the therapeu-tic potential of rTMS and tDCS. *Nat Clin Pract Neurol*, **3**(7)：383-393, 2007.

19) 関野正樹，上野照剛：3. 磁気刺激のコイルについて．眞野行生ほか編，磁気刺激法の基礎と応用，17-20，医歯薬出版，2005.

20) Pascual-Leone A, et al(eds), Handbook of Transcranial Magnetic Stimulation, 3-38, Arnold, 2002.

21) Ueno S：Localized stimulation of neural tissues in the brain by means of a paired configuration of time-varying magnetic fields. *J Appl Phys*, **64**：5862-5864, 1988.

22) Ueno S：Localized stimulation of the human brain and spinal cord by a pair of opposing pulsed magnetic fields. *J Appl Phys*, **67**：5838-5840, 1990.

23) Wassermann EM：Risk and safety of repetitive transcranial magnetic stimulation：report and suggested guidelines from the International Workshop on the Safetey of Repetitive Transcranial Magnetic Stimulation, June 5-7, 1996. *Electroencephalogr Clin Neurophysiol*, **108**：1-16, 1998.

24) Muellbachar W, et al：Effects of low-frequency transcranial magnetic stimulation on motor excitability and basic motor behavior. *Clin Neurophysiol*, **111**：1002-1007, 2000.

25) Agostino R, et al：Effects of 5 Hz subthreshold magnetic stimulation of primary motor cortex on fast finger movements in normal subjects. *Exp Brain Res*, **180**：105-111, 2007.

26) Huang YZ, et al：Thera burst stimulation of the human motor cortex. *Neuron*, **45**：201-206, 2005.

27) Kinsbourne M：A model for the mechanism of unilateral neglect of space. *Trans Am Neurol Assoc*, **95**：143-146, 1970.

28) Kinsbourne M：Hemi-neglect and hemisphere rivalry. *Adv Neurol*, **18**：41-49, 1977.

29) Kinsbourne M：Mechanisms of Unilateral Neglect. *Advances in psychology*, **45**：69-86, 1987.

30) Kinsbourne M：Orientational bias model of unilateral neglect：evidence from attentional gradients within hemispace. In：Marshall J, Robertson I(eds), Unilateral neglect：clinical and experimental studies, 63-86, 1993.

31) Bornheim S, et al：Motor cortex Transcranial Direct Current Stimulation(tDCS)improves acute stroke visuo-spatial neglect：A series of four case reports. *Brain Stimul*, **11**(2)：459-461, 2018.

32) Brem AK, et al：Treatment of visuospatial neglect with biparietal tDCS and cognitive training：a single-case study. *Front Syst Neurosci*, **29**(8)：180, 2014.

33) Turgut N, et al：tDCS combined with optokinetic

drift reduces egocentric neglect in severely impaired post-acute patients. *Neuropsychol Rehabil*, **28**(4) : 515-526, 2018.

34) Yi YG, et al : The Effect of Transcranial Direct Current Stimulation on Neglect Syndrome in Stroke Patients. *Ann Rehabil Med*, **40**(2) : 223-229, 2016.

35) Agosta S, et al : Contralesional rTMS relieves visual extinction in chronic stroke. *Neuropsychologia*, **62** : 269-276, 2014.

36) Cazzoli D, et al : Theta burst stimula-tion reduces disability during the activities of daily living in spatial neglect. *Brain*, **135**(11) : 3426-3439, 2012.

37) Nyffeler T, et al : Theta burst stimulation in neglect after stroke : functional outcome and response variability origins. *Brain*, **142**(4) : 992-1008, 2019.

38) Bonni S, et al : Theta burst stimulation improves visuo-spatial attention in a patient with traumatic brain injury. *Neurol Sci*, **34**(11) : 2053-2056, 2013.

39) Rabuffetti M, et al : Spatio-temporal fea-tures of visual exploration in unilaterally brain-damaged subjects with or without neglect : results from a touchscreen test. *PLoS One*, **7** : e31511, 2012.

40) Salatino A, et al : Virtual reality rehabilitation for unilateral spatial neglect : A systematic review of immersive, semi-immersive and non-immersive techniques. *Neurosci Biobehav Rev*, 105248, 2023.

MB Med Reha **No.298**：**64-72**, 2024

特集／ここがポイント！半側空間無視のリハビリテーション診療

診断・治療の新技術
3．VR/AR/MR

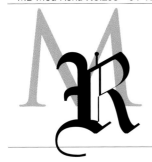

嶋本顕人*¹　川上途行*²

　Abstract　半側空間無視の診断・治療において，技術の発展に伴い VR や MR 技術を活用をする取り組みが多く報告されている．VR 技術においては，非没入型，半没入型，没入型の3つのタイプに分けることができ，近年は没入型の報告が多い．
　VR 技術を用いた診断は，既存の机上検査では難しかった身体外の症状を評価できる点などのメリットがある．他方で治療においては非没入型から没入型までどのタイプでも有効性が報告されているものの，現時点では，既存の半側空間無視に対して実施されるリハビリテーション治療に対して優位性は確立されていない．
　そのため，現時点においては，XR 技術を用いた治療は，自主トレなどでの活用や，患者のアドヒアランスを高めるための1つの手段として活用されることが考えられる．
　今後は，XR 技術を用いて半側空間無視を詳細に評価し，その評価結果に応じた緻密な個別プログラムを提供するなどのアプローチにより，より効果的な治療法が出てくることが期待される．

　Key words　XR 技術(VR/MR)(extended reality technology(virtual reality/mixed reality), 診断・治療(diagnosis/treatment), 非没入型(non-immersive), 半没入型(semi-immersive), 没入型(immersive)

半側空間無視における現状の評価の問題点

　半側空間無視(unilateral spatial neglect；USN)に関しては，その合併によって，入院期間の延長や ADL 低下が生じるという報告[1)2)]や，転倒・転落のリスクが高まる，麻痺側上肢機能の回復が得られないなどの報告もあり，臨床場面においてUSN に対しての治療をすることも多い．まずそれらへの治療をするためには，USN を診断することが重要となるが，USN の症状は多彩であり，いくつかのサブタイプに分かれている．

　例えば，身体からの距離で分類して身体(personal)，身体周囲(peripersonal)(上肢のリーチできる範囲)，身体外(extrapersonal)(リーチよりさらに離れた空間)の無視に分類されることもあ

る[3)]．これらのサブタイプによって治療の効果が変わってくるという報告があり，USN の正確な診断が重要とされる[4)]．

　しかし，例えば USN の診断のゴールドスタンダードである BIT 行動性無視検査日本版(Behavioural Inattention Test；BIT)通常検査では机上の検査であることから，患者が身体外だけのUSNを有している場合にうまく検出できない可能性がある[5)6)]．

　また，外空間に対する注意には，意識的に注意を目的とする刺激に向ける能動的注意と，予期しない外部からの刺激によって自分の意思とは関係なく無意識的に注意が向けられる受動的注意という2つの分け方がある．そして左 USN においては，受動的注意の低下が根幹にあると報告するも

*¹ Kento SHIMAMOTO, 〒275-0026　千葉県習志野市谷津 4-1-1　東京湾岸リハビリテーション病院，医師
*² Michiyuki KAWAKAMI, 慶應義塾大学医学部リハビリテーション医学教室，准教授

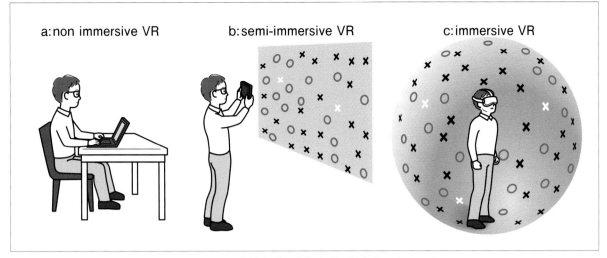

図 1. VR の非没入型，半没入型，没入型のイメージ

（文献 20 より改変引用）

のもある[7]．しかし BIT においては，自ら線分を抹消とする能動的注意を検査したものであり，これらは意識的な代償により改善するなどの報告があるため[8]，必ずしも受動的注意を見れておらず，結果として実際の USN の障害との乖離が生まれることもある．

他方で，Catherine Bergego Scale（CBS）は，日本語版（CBS-J）が 2005 年に作成され[9]，本邦においても使用されつつある評価法である．こちらは生活場面における無視症状を自己と検査者が評価をするものであり，BIT と比較しても良好な USN の検出率が報告をされている．しかしながら経験が乏しい検査者の場合には評価が困難であるといった問題点が指摘されている[10]．また，運動性と感覚性の無視を分類することもできないなどの欠点も指摘をされている[11]．

XR 技術の応用

このような診断における既存の問題を解決することやより有効的な新しい治療を提供するために，extended reality（XR）技術の活用が近年期待をされている．XR とは，リアルとバーチャルを融合した空間を創り出し，現実にはないものを知覚できるようにする技術の総称である．XR には，デジタル上の仮想空間において体験を得られる

VR（virtual reality；仮想現実）技術や，現実空間にデジタル情報を重ねる AR（augmented reality；拡張現実）技術が含まれる．また，現実世界と仮想世界を融合し，相互にリアルタイムで影響し合う空間を構築する MR（mixed reality；複合現実）技術も含まれる[12]．

USN においても，これらの技術を応用しているものが近年多く報告をされている．

USN における VR の応用に関しては，3 つの分類，① 非没入型，② 半没入型，③ 没入型に分けることが多い[13]（図 1）．

① 非没入型はコンピューターやコンソール型のゲームシステムをマウスやキーボードなどを用いて操作するものである．非没入型においては現実世界に関しても知覚をしている状況である．続いて ② 半没入型は典型的には大きなスクリーン上にバーチャル空間が投影をされ，触覚フィードバックのあるデバイス，赤外線デバイスなどのインターフェイスを用いてバーチャル空間と相互作用をするものである．この半没入型においては，現実世界に関して知覚をしながらも，よりバーチャル空間への没入感を得ることができる．そして最後の ③ 没入型においては，head-mounted device（HMD）でバーチャル空間へと完全に没入をしながら 3D input device によってバーチャル

表 1. 非没入型，半没入型，没入型のメリット・デメリット

	非没入型	半没入型	没入型
メリット	• コストが廉価である場合がある • 既存のデバイスを活用できる	• VR酔いなしに自身の存在も認識しつつ没入感も得ることができる	• 高い没入感が得られ，より様々な要素を調整できる • 遠位空間の評価・治療などが可能
デメリット	• 没入感が得られず，遠位空間などVRでの評価・治療の利点を生かしきれない	• より広い空間を要する • 触覚フィードバックセンサーなども高価	• VR酔いを起こす可能性がある

空間と相互作用をする.

それぞれのメリット・デメリットに関しては**表1**の通りである.

以降では，USN における VR の活用に関して診断・治療と上記の分類に分けて解説をしていく.

VR 技術を用いた USN の診断

VR 技術を USN の診断に使うことのメリットの1つは机上検査においては身体周囲の検査に留まるのに対して，身体外の障害を定量的かつ容易に評価できることにある．また別のメリットとしては，道路横断や障害物回避などの生活に即した内容を，系統的にかつ安全に，管理された方法で評価を行うことができる点である．これらは車椅子患者などの歩行できない人にもジョイスティックを使用するなどして適用することができる.

併せて，これらの機械を用いることで，結果だけではなくそれまでのプロセスも定量的に評価を行うことが可能である．以下では実際の VR 技術を生かした例に関して非没入型と没入型を取り上げる.

① 非没入型

Navarro らは，発症から平均して約1年が経過している成人の認知機能良好な脳卒中患者32名（17名の USN 患者，15名の非 USN 患者）と健常者15名を対象に研究を実施した．液晶ディスプレイと立体音響，被験者の頭部のポジションを推定し頭部の向いている方向で画面が変わるようになっている赤外線トラッキングシステム，そしてVR 上を移動するためのジョイステックから構成されている.

ここでは実際の道路空間をパソコン上で再現を

し，ある地点から別の地点まで往復してくるタスクを与えられ，その完遂する時間や頭部の左右への首振り，事故回数を評価した．結果としてはどれも USN 群では健常者や非 USN 群と比較して有意に悪化をしていた．また左を見る回数や事故回数に関しては BIT と相関している結果となった[14].

また，Fordell らは PC と 3D 眼鏡，触覚フィードバック機構を備えたジョイステックからなるVR を用いて，VR 上で星印抹消試験や線分二等分試験，baking tray test，visual extinction test を実施している．結果として VR 上の検査では，USN を感度100％，特異度82％で評価ができ，時間も15分で済んだとしている[15].

② 没入型

Kim らは右半球の障害を持つ脳卒中患者のうち，USN を呈する16名と，呈さない16名で VRによる評価が異なるかを研究している[16]．まず，スクリーン上でアバターを動かして被験者にとっての正中部位を決定させる．この位置と本来の正中との差が偏倚角度と定義される．その後左右から来る自動車を認識した場合にボタンを押して車を止めることで，アバターとの衝突を回避するようになっている．VR は頭を動かすことで視野が動く仕組みとなっている．最初は視覚的に車が現れるだけであるが，より近くになると車のライトがつくという視覚的 cue，そしてそれでも近づくとクラクションがなるという聴覚的 cue が出る仕組みとなっている．この研究では，有意差をもって左側から来る車の認識が遅くなっていることが判明した．しかしながら既存の USN の評価である，線分二等分試験や文字抹消試験と今回の検査の各種パラメーターとは有意に相関をしていな

かった.

　また別の研究では，30 名の右半球の脳卒中患者（15 名は USN あり，15 名はなし）と 15 名の健常者を集め，研究を行った[17]. この研究では HMDと 3 次元動作解析装置を身に着けた被験者が VR上に現れた 7 m 先のターゲットであるボールに対して実際に歩いていき，5 m に到達した段階での，到達点までの角度や距離の差を見るものになっている. ボールは身体正面と左，右それぞれにランダムに出現をする. またボールは歩いている途中で場所が別の場所へと変わるパターンがあり，場所が変わった際に進路方向を変えるまでの時間を測定した. この研究では，USN を呈する患者はほかのグループと比較して，左右への到達点までの角度や距離のエラーに加えて，ボールの位置が変わり進路方向を変えるまでの時間に関しても有意に増加していることが判明した. これらの差に関しては歩行速度や線分二等分試験の結果だけでは 1/3 しか説明できないことがわかり，別の指標を見ている可能性が示唆された.

　Kaiser らの systematic review によれば上記のように USN を検出する評価方法は多数あるものの，健常者と USN 患者を区別する評価ツールとしての診断妥当性では effect size が十分ではないとしている. しかしながら今まで USN がなかったと思われた患者を USN と診断するなど感度が高い可能性があるとしている[18].

　なお，USN のサブタイプを検出する論文はこのsystematic review 内ではなかったとしているが，現在でも机上ではなく身体外の USN を調べる評価は多く行われている. 例えば Yasuda らは VRシステムを用いることにより患者の USN の症状の空間的広がりを近位—遠位，高位—低位，左—右の 3 次元的に評価することが可能となったと報告している[17].

　また厳密には VR ではないものの，Takamuraらの研究においては USN の患者に対してタッチパネル PC を用いた視覚刺激提示プログラムを用いて，点滅刺激に対する反応時間と左右間の違い

を測定して，注意障害と無視症状を特定し，6 つのサブタイプに分類できることを示している[20].

VR 技術を用いた USN の治療

　VR を治療として使うことで，病院だけでなく自宅でも使用でき，より練習量を稼ぐことができる可能性があること，またゲーミフィケーションのノウハウを生かして報酬をうまく利用しながら，患者のエンゲージメント・モチベーション，治療アドヒアランスを向上させることが期待されている[21].

　以下ではこれまでと同様，非没入型と半没入型，没入型の具体例や治療法を取り上げる.

① 非没入型

　非没入型における VR 訓練のタスクには道路横断タスク，障害物課題タスク，視覚的探索課題，コンピューターによるプリズム療法などがある.

　この中で Katz らは道路横断タスクを用いて訓練効果があったと報告をしている[22]. この研究での患者群は，初回の右半球脳卒中を発症してからおおよそ 1 か月～1.5 か月経過した USN を呈している患者を対象としている. 研究手法としてはRCT とされるものの，16 名を治療群と対照群に割付した後に＋3 名を治療群へと組み込むなどrandom 化には大きな問題を抱えている研究ではある. 治療群は画面を PC 上で見て左右から往来する車に注意しながらいつであれば横断歩道を渡るのが安全かを判断し，訓練をしていく. 他方で対照群はコンピューター上で視覚探索課題を実施している. これらを 45 分/回，週 3 回，合計 9 時間実施している.

　結果として，両群ともに BIT や Mesulam cancellation score，ADL チェックリストなどが治療前後で改善していた. しかしその効果は治療群と対照群において明らかな差を認めなかった. また実世界の横断歩道での検査においても左側を見る回数が増えてはいるものの，それ以外の項目も含めて治療前後において明らかな有意差は認めず，対照群との有意差も認めなかった.

② 半没入型

半没入型におけるVR訓練のタスクには探索・リーチング課題，複合ゲーム課題などがある．

この中で探索・リーチング課題は半没入型においてよく採用されている課題である．Kimらは，24名の左USNを有する脳卒中患者（発症から3〜4週間）に対して，RCTを実施した[23]．治療群はVRを用いたトレーニングを，対照群は視覚探索課題などの通常のリハビリテーション治療を受けた．

この機器においては，カメラがテレビ前の患者のポジションを認識し，それをバーチャル空間へと投影をする．またコンピューターが認識できる手袋をはめることで上肢の動きを推測することが可能となっている．そして，画面上に現れたボールやココナッツなどをバーチャル空間上のアバターが触れるように患者が非患側の上肢を動かす．3週間の治療の結果，治療群，対照群ともに治療前後で星印抹消試験や線分二等分試験，CBS，韓国版修正BIで改善を認めた．また，治療群と対照群との比較においても星印抹消試験とCBSにおいて有意な差を認めた．残り2つに関しては有意な差を認めなかった．この研究においては長期的なフォローアップはなされていない．

一部の症例報告では似たようなアプローチで，治療から5か月後でも改善効果を得たとする報告もある[24][25]．

また複合ゲーム課題を用いた方法としてRehAtt®というシステムを用いていくつかの研究が行われている．このシステムは音と視覚，触覚フィードバック機構があるデバイスを麻痺側で操作して仮想空間上の物体を適切な場所へと動かすゲームなっている．Fordellらの研究では，発症から6か月以上経過した脳卒中15名を対象として治療前に数回評価を行いUSN症状が固定していることを確認したうえで，5週間の治療を実施した．その結果星印抹消試験やCBSが治療直後に改善しているとともに，6か月後の患者評価におけるCBSでも改善は維持していた[26]．同様のアプロー

チを用いてfMRIで前頭前皮質などの活動や背側注意ネットワークのconnectivityが向上したとの報告がなされている[27][28]．

これらの結果からSalatinoらはトップダウンアプローチに加えて，多感覚フィードバックを併用することがVRにおいてもUSNを治療するにあたって重要なのではないかと指摘をしている[21]．

③ 没入型

没入型におけるVR訓練のタスクには探索・リーチング課題，プリズム療法，複合ゲーム課題，道路横断タスク，視力回復療法などがある．

この中でYasudaらはoculus VRのHMDとleap Motionによる手指モーションキャプチャを使用した治療方法を提示している[29]．このシステムでは遠位空間では遠くの見えているものを口頭で当てる練習を，近位空間に関しては自身の右手を動かしてVR上で物体を掴む練習をすることができる．Yasudaらはこのシステムを脳卒中発症から6か月以内の左USNを呈した患者10名に対して近位・遠位両方の練習を1セッション30分行い，その前後で評価をしている．結果としては近位空間では改善を認めなかったものの，遠位空間において線分抹消試験や星印抹消試験，BITなどで有意差をもって改善した．他方で，線分二等分試験では改善を得られなかった．

同様のシステムを用いた76歳のUSNを有する患者に発症から72日で治療を開始した症例報告がある．この報告では治療直後に近位・遠位での線分抹消試験や線分二等分試験が改善をしていたものの，CBSは改善を認めなかったことから，VRでの改善効果がADLへと汎化しない問題点を指摘している[30]．Yasudaらのこれらの知見を活かし，論文時とモーションキャプチャーの方法を変えるなどの変更をしつつもVi-dere®（シスネット株式会社，大阪）という形で日本で販売をなされている．

また別の研究グループでは，脳卒中発症から1か月以上，6か月未満のUSNを有する患者において24名を単盲検でランダム化しVR治療を受ける

表 2. 診断，治療における非没入型，半没入型，没入型の内容と結果

		内容	結果／効果
診断	非没入型	道路空間で，ある地点間を歩行	USN が非 USN 群と比較し左右の首振り，事故回数が有意に増悪，BIT と相関
		VR で星印抹消試験や線分二等分試験などを実施	感度 100%，特異度 82% で USN を診断
	没入型	車に気を付けながら歩道を横断	左側から来る車への認識速度低下 BIT とは相関せず
		3 次元上にボールを配置し，認識できるかを確認	近位—遠位，高位—低位，左—右の 3 次元で無視の広がりを把握
治療	非没入型	治療；VR 上で車に気を付けながら歩道を横断 対照；コンピューター上での視覚探索課題	治療群で BIT など向上するが対照群とは明らかな差はなし 実世界の横断歩道でも向上を認めず
	半没入型	治療；モーションキャプチャにより自身の上肢を VR 上のアバターに投影してターゲットを触れる 比較；既存の視覚探索課題	星印抹消試験や CBS において対照群と比較して有意に改善
		治療；複合ゲーム課題で VR 上の物体を動かす	星印抹消試験や CBS において有意に改善 CBS では 6 か月後も改善を維持していた（自然経過で変化ないことを確認済み）
	没入型	治療；遠位空間の物体の名前を当てる課題と近位空間では VR 上で物体を掴む課題	遠位空間では線分・星印抹消試験，BIT などで有意に改善 近位空間では改善をせず
		治療；既存のゲーム課題(物を掴んだり動かす課題) 対照；既存の視覚探索課題	線分二等分試験，MVPT-V，CBS ともに治療前後で有意に改善するも，対照群との比較では CBS は有意差なし

(文献 14〜17，22，23，26，29，30 を基に筆者作製)

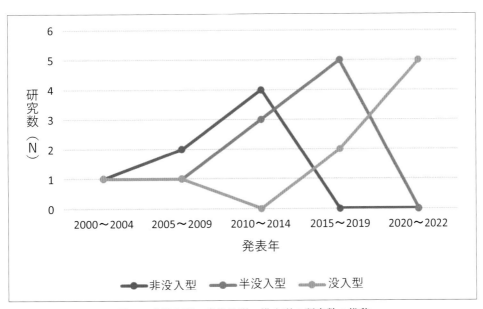

図 2. 非没入型，半没入型，没入型の研究数の推移

(文献 20 より改変引用)

群と通常の USN に対するリハビリテーション治療を受ける群へと分けた[31]．4 週間の治療を行った結果，線分二等分試験や CBS は治療前後で有意に改善をしていた．線分二等分試験や Motor-free Visual Perception Test Vertical Version(MVPT-V)においては治療群で有意に改善をする一方で CBS などでは有意差は認めなかった．

今までに述べた VR を用いた USN のアプローチに関して，診断・治療と，非没入型・半没入型・

没入型に分けて**表2**にまとめた.

　なおこの3つの分類のうち，近年では主に③没入型を用いたVRによるUSNへの治療が注目を浴びている．技術の進歩などに伴い市販のHMDが登場し，価格が安くなったことに加えて，リフレッシュレートなども向上して違和感がなくなりVR酔いが減少したことも一因である．併せてリハビリテーションプログラムという観点でも没入型では様々な因子を変化させ，より個別の患者に適応することができるメリットがある．これらの結果，**図2**のようにUSNに対してVRを用いて治療した論文のうち，2020〜2022年では没入型が55.6%を占めている結果となっている[21].

　しかしVRによる治療を研究した論文は多数あるものの，症例報告なども多く，適切な対照群を設定している研究は多くない．またその評価も治療直後であるものが多く，長期間のフォローアップをしているものは少ない現状である．そのため，今後はRCTなどのエビデンスレベルの高い研究で，かつサンプルサイズも多く，ある程度のフォローアップがなされた研究が望まれる.

MR技術を用いたUSN治療

　VRにおいては視覚と前庭覚の不一致によるVR酔いや転倒のリスクが報告されている一方で，MRにおいては現地空間の視界を保てるためにそれらの合併症を起こしづらいとの利点があると坂本らは報告をしている．またMRでは歩いてCGに近づいたり，回り込むなどもできより日常生活に近い訓練を提供できる可能性がある[32].

　使用するデバイスにはいくつかあるがMicrosoft社製のHoloLens® 2を使用するものや，独自でデバイスを作成しているものもある.

　MRを用いたUSNの治療に関してはVRと比較して多くはないもののいくつかの症例報告が存在する．橋本らはMRシステム「リハまる®」（株式会社テクリコ，大阪）を用いて発症4週間の左USN患者に対して治療を行ったところ，BITが改善し，注視点も左へと偏倚したとする[33].　海外においてもRehAtt®のシステムをHoloLens® 2に適用する形で，リハビリテーション治療を提供しようとする試みもあるが，こちらはまだUSNにおける症例報告などは英語では見当たらない状況である.

まとめ

　今回はXR技術の中の主にVR技術を用いたUSNの診断・治療に関して概要を説明した.

　近年では多くの報告がなされ注目を浴びている．しかし，診断においては既存の机上評価などと比べて身体外の障害を評価できるなどのある程度の優位性が報告されている一方で，治療に関してはまだ既存のリハビリテーション治療と比較して革新的な優位性がある状況ではない.

　実際，VRの治療効果は，その多くが改善効果を示すものであるものの一部の研究[23)31)]を除いては通常のUSNに実施されているリハビリテーション治療と同等の効果に留まっている．そのため，現時点においては，既存のリハビリテーション治療と代替するというよりも，自主トレなどでの活用や，患者のアドヒアランスを高めるための1つの手段として活用されることが考えられる．実際，カナダの脳卒中ガイドラインであるEvidence-Based Review of Stroke Rehabilitation 19th Edition（2018）においてもVRの訓練は通常のリハビリテーション治療と比較してUSNを改善するかはまだ結論が出ないとしている[34).　また本邦の脳卒中治療ガイドライン2021 改訂2023年度版においてはUSNに対してのVRによる治療に関しては述べられていない現状にある[35).

　しかしながら，VRなどのXR技術を用いて，USNを詳細に評価し，その評価結果に応じたより緻密な個別プログラムが提供できる場合には，より効果的な結果をもたらす可能性を秘めていると考えられる．今後の益々の研究の発展に期待したい.

文 献

1) Kalra L, et al：The influence of visual neglect on stroke rehabilitation. *Stroke*, **28**(7)：1386-1391, 1997.

2) Sonoda S：Recovery from stroke. *Crit Rev Phys Rehabil Med*, **11**(2)：36, 1999.

3) Buxbaum LJ, et al：Hemispatial neglect：Subtypes, neuroanatomy, and disability. *Neurology*, **62**(5)：749-756, 2004.

4) Azouvi P, et al：Rehabilitation of unilateral neglect：Evidence-based medicine. *Ann Phys Rehabil Med*, **60**(3)：191-197, 2017.

5) Wilson B, et al：Development of a behavioral test of visuospatial neglect. *Arch Phys Med Rehabil*, **68**(2)：98-102, 1987.

6) 石合純夫（BIT 日本版作製委員会代表）：BIT 行動性無視検査 日本版. 新興医学出版社, 1999.

7) Shomstein S, et al：Top-down and bottom-up attentional guidance：investigating the role of the dorsal and ventral parietal cortices. *Exp Brain Res*, **206**(2)：197-208, 2010.

8) Takamura Y, et al：Intentional gaze shift to neglected space：a compensatory strategy during recovery after unilateral spatial neglect. *Brain*, **139**(11)：2970-2982, 2016.

9) Ohshima H, et al：Neglect and Related Disorders among Right Brain-Damaged Stroke Patients. *J Jpn Acad Nurs Sci*, **25**(4)：90-95, 2005.

10) 長山洋史ほか：研究と報告 日常生活上での半側無視評価法 Catherine Bergego Scale の信頼性, 妥当性の検討. 総合リハ, **39**(4)：373-380, 2011.

11) Ting DSJ, et al：Visual neglect following stroke：current concepts and future focus. *Surv Ophthalmol*, **56**(2)：114-134, 2011.

12) 井原章之：特集：XR 最前線—メタバースがやってくる—：XR が拓く RX（リサーチトランスフォーメーション）. 情報処理, **64**(8)：d35-d50, 2023.

13) Bamodu O, Ye X：Virtual Reality and Virtual Reality System Components. Proceedings of the 2nd International Conference On Systems Engineering and Modeling, 921-924, 2013.

14) Navarro MD, et al：Validation of a low-cost virtual reality system for training street-crossing. A comparative study in healthy, neglected and non-neglected stroke individuals. Neuropsychol Rehabil, **23**(4)：597-618, 2013.

15) Fordell H, et al：A virtual reality test battery for assessment and screening of spatial neglect. *Acta Neurol Scand*, **123**(3)：167-174, 2011.

16) Kim DY, et al：Assessment of post-stroke extrapersonal neglect using a three-dimensional immersive virtual street crossing program. *Acta Neurol Scand*, **121**(3)：171-177, 2010.

17) Ogourtsova T, et al：Post-stroke visual neglect affects goal-directed locomotion in different perceptuo-cognitive conditions and on a wide visual spectrum. *Restor Neurol Neurosci*, **36**(3)：313-331, 2018.

18) Kaiser AP, et al：Virtual Reality and Eye-Tracking Assessment, and Treatment of Unilateral Spatial Neglect：Systematic Review and Future Prospects. *Front Psychol*, **13**：787382, 2022.

19) Yasuda K, et al：Development and proof of concept of an immersive virtual reality system to evaluate near and far space neglect in individuals after stroke：A brief report. *NeuroRehabilitation*, **46**(4)：595-601, 2020.

20) Takamura Y, et al：Interaction between spatial neglect and attention deficit in patients with right hemisphere damage. *Cortex*, **141**：331-346, 2021.

21) Salatino A, et al：Virtual reality rehabilitation for unilateral spatial neglect：A systematic review of immersive, semi-immersive and non-immersive techniques. *Neurosci Biobehav Rev*, **152**：105248, 2023.
　Summary VR を USN の診断・治療として使用した 2022 年までの報告を PRISMA に従い systematic review を実施した論文.

22) Katz N, et al：Interactive virtual environment training for safe street crossing of right hemisphere stroke patients with unilateral spatial neglect. *Disabil Rehabil*, **27**(20)：1235-1243, 2005.

23) Kim YM, et al：The effect of virtual reality training on unilateral spatial neglect in stroke patients. *Ann Rehabil Med*, **35**：309-315, 2011.

24) Mainetti R, et al：Duckneglect：video-games based neglect rehabilitation. *Technol Health Care*, **21**(2)：97-111, 2013.

25) Sedda A, et al：Using virtual reality to rehabilitate neglect. *Behav Neurol*, **26**：183-185, 2013.

26) Fordell H, et al：RehAtt-scanning training for

neglect enhanced by multi-sensory stimulation in Virtual Reality. *Top Stroke Rehabil*, **23**(3): 191-199, 2016.

Summary 長期的な効果を有する報告が少ない中で，半没入型 VR で USN を治療し，6 か月まで改善効果を認めた報告.

27）Ekman U, et al：Increase of frontal neuronal activity in chronic neglect after training in virtual reality. *Acta Neurol Scand*, **138**(4): 284-292, 2018.

28）Wåhlin A, et al：Rehabilitation in chronic spatial neglect strengthens resting-state connectivity. *Acta Neurol Scand*, **139**(3): 254-259, 2019.

29）Yasuda K, et al：Validation of an immersive virtual reality system for training near and far space neglect in individuals with stroke：a pilot study. *Top Stroke Rehabil*, **24**(7): 533-538, 2017.

30）Yasuda K, et al：Differing effects of an immersive virtual reality programme on unilateral spatial neglect on activities of daily living. *BMJ Case Rep*: bcr2017222860, 2018.

31）Choi HS, et al：Application of digital practice to improve head movement, visual perception and activities of daily living for subacute stroke

patients with unilateral spatial neglect：Preliminary results of a single-blinded, randomized controlled trial. *Medicine*(*Baltimore*), **100**(6): e24637, 2021.

32）坂本憲太ほか：Mixed Reality 技術を用いた 3D リハビリテーションシステムの開発と展開. 生体医工学, *Annual*, **59**(Proc): 808-810, 2021.

33）橋本晋吾ほか：Mixed Reality を用いた高次脳機能障害の評価と治療介入. システム制御情報学会研究発表講演会講演論文集, **64**: 1030-1033, 2020.

34）Teasell R, et al：The Stroke Rehabilitation Evidence-Based Review：19th edition. Canadian Stroke Network, 2018.
〔http://www.ebrsr.com/〕
Summary 日本のガイドラインでは記述がない中で，現在のエビデンスを簡潔に理解することができるものとなっている.

35）日本脳卒中学会 脳卒中ガイドライン委員会，脳卒中治療ガイドライン 2021 改訂 2023, 協和企画, 2023.

36）Arene NU, Hillis AE：Rehabilitation of unilateral spatial neglect and neuroimaging. *Eura Medicophys*, **43**(2): 255-269, 2007.

日本スポーツ整形外科学会 2024 （JSOA2024）

会　期：2024 年 9 月 12 日（木）〜9 月 13 日（金）
会　長：熊井　司（早稲田大学スポーツ科学学術院 教授）
　　　　金岡 恒治（早稲田大学スポーツ科学学術院 教授）
テーマ：「學」—スポーツ医科学の学び舎—
会　場：早稲田大学　大隈記念講堂 早稲田キャンパス
　　　　〒 169-8050 新宿区西早稲田 1-6-1
　　　　リーガロイヤルホテル東京
　　　　〒 169-8613 東京都新宿区戸塚町 1-104-19
併　催：第 21 回日韓整形外科スポーツ医学会合同シンポジウム
　　　　2024 年 9 月 14 日（土）　大隈記念講堂
学会ホームページ：https://www.huddle-inc.jp/jsoa2024/
演題募集期間：2024 年 3 月中旬〜4 月末（予定）
主催事務局：早稲田大学 スポーツ科学学術院
　　　　〒 359-1192 所沢市三ケ島 2-579-15
運営事務局：株式会社ハドル 内
　　　　〒 160-0022 東京都新宿区新宿 3 丁目 5-6
　　　　キューブプラザ新宿 3 丁目 6F
　　　　TEL：03-6322-7972　　FAX：03-6369-3140
　　　　E-mail：jsoa2024@huddle-inc.jp

第 35 回日本末梢神経学会学術集会

会　長：髙嶋　博（鹿児島大学大学院医歯学総合研究科 脳神経内科・老年病学 教授）
会　期：2024 年 9 月 6 日（金），7 日（土）
会　場：鹿児島県医師会館
　　　　（〒 890-0053 鹿児島県鹿児島市中央町 8-1）
　　　　（現地参加のみ）
テーマ：末梢神経障害—真の原因を求めて—
演題募集期間：2024 年 2 月 6 日（火）〜4 月 9 日（火）
海外招待講演：Raymond L. Rosales（University of Santo Tomas Hospital）先生

教育講演，シンポジウム：末梢神経の画像診断，末梢神経病理，慢性炎症性多発根ニューロパチーの新ガイドラインの概要，糖尿病性ニューロパチーの治療の Tips，アミロイドーシスに対する遺伝子治療の進歩，再生医療，日本で発見された末梢神経疾患，末梢神経の手術の進歩，免疫ニューロパチー・ノドパチー，遺伝性ニューロパチー，ほか

日本整形外科学会，日本神経学会，日本リハビリテーション医学会，日本手外科学会，日本形成外科学会，日本臨床神経生理学会の専門医認定更新単位申請を予定しております．

詳細は HP にてお知らせいたします：
https://www.congre.co.jp/jpns2024/
第 35 回日本末梢神経学会学術集会運営事務局：
　　　　株式会社コングレ内
　　　　〒 810-0001　福岡市中央区天神 1-9-17-11F
　　　　TEL：092-718-3531　FAX：092-716-7143
　　　　E-mail：jpns2024@congre.co.jp

第 24 回日本褥瘡学会 中国四国地方会学術集会

会　期：2024 年 3 月 17 日（日）
会　場：高知市文化プラザかるぽーと
　　　　〒 781-9529　高知市九反田 2-1
会　長：赤松　順（社会医療法人近森会 近森病院 形成外科）
テーマ：レジリエント・コミュニケーション in 高知
　　　　—職種を超えて再発見！—
U R L：https://www.kwcs.jp/jspucs24/
参加費：事前参加費
　　　　会員 3,000 円・非会員 4,000 円・学生 1,000 円
　　　　当日参加費
　　　　会員 4,000 円・非会員 5,000 円・学生 1,000 円
プログラム：
　特別講演：褥瘡潰瘍マネージメント〜診断から治療，創傷衛生まで〜
　　　演者：宮内律子（山口総合医療センター形成外科）
　特別フォーラム I：急性期から地域につながる栄養管理〜タスクシフト・タスクシェアの時代に向けて〜
　　　演者：宮島　功（近森病院栄養部）
　特別フォーラム II：私たち薬剤師に出来ること　褥瘡の薬学的管理
　　　演者：筒井由香（近森病院 薬剤部長）
　ランチョンセミナー：ノーリフトケアを浸透させるための考え方
　　　演者：藤井香織（鳥取大学医学部附属病院）
　スイーツセミナー：地域における創傷管理と特定行為
　　　演者：平良亮介（水島協同病院 看護師長）
　アフタヌーンセミナー：エアマットレスは全自動の時代に
　　　演者：高野　学（株式会社モルテン）
　教育講演：速報!! 2024 年 W 改定：褥瘡にかかわる診療報酬・介護報酬—医療行政の大改革と併せて読み解く—
　　　演者：高水　勝（アルケア株式会社）
　ハンズオン 1　※事前申し込み
　フットケア入門〜爪切りから始めよう!!〜
　ハンズオン 2　※事前申し込み
　〜効果的な貼付方法，普段からの疑問を解消しちゃいます〜
　ハンズオン 3　※事前申し込み
　分かりやすい創傷衛生のテクニック〜洗い方・被覆方法のポイントを知ろう
　ハンズオン 4　※当日先着順
　最新のデブリードマン体験〜超音波デブリードマンとウンドクロスを用いて〜
事前参加登録期間・申し込み方法：
　23 年 10 月 3 日（火）正午〜24 年 3 月 8 日（金）正午
　大会ホームページより WEB 参加登録フォームからお申し込みください．
事務局：
　社会医療法人近森会 近森病院 形成外科
　〒 780-8522　高知県高知市大川筋一丁目 1-16
運営事務局：
　株式会社キョードープラス
　〒 701-0205　岡山県岡山市南区妹尾 2346-1
　TEL：086-250-7681　FAX：086-250-7682
　E-mail：jspucs24@kwcs.jp

◀さらに詳しい情報は HP を CHECK！

FAX による注文・住所変更届け

改定：2024 年 1 月

　毎度ご購読いただきましてありがとうございます.

　読者の皆様方に弊社の本をより確実にお届けさせていただくために，FAX でのご注文・住所変更届けを受けつけております. この機会に是非ご利用ください.

◇ご利用方法

　FAX 専用注文書・住所変更届けは，そのまま切り離して FAX 用紙としてご利用ください. また，注文の場合手続き終了後，ご購入商品と郵便振替用紙を同封してお送りいたします. **代金が税込 5,000 円をこえる場合，代金引換便とさせて頂きます.** その他，申し込み・変更届けの方法は電話，郵便はがきも同様です.

◇代金引換について

　代金が税込 5,000 円をこえる場合，代金引換とさせて頂きます. 配達員が商品をお届けした際に，現金またはクレジットカード・デビットカードにて代金を配達員にお支払い下さい(本の代金＋消費税＋送料). (※年間定期購読と同時に 5,000 円をこえるご注文を頂いた場合は代金引換とはなりません. 郵便振替用紙を同封して発送いたします. 代金後払いという形になります. 送料は，定期購読を含むご注文の場合は弊社が負担します)

◇年間定期購読のお申し込みについて

　年間定期購読は，1 年分を前金で頂いておりますため，代金引換とはなりません. 郵便振替用紙を本と同封または別送いたします. 送料弊社負担，また何月号からでもお申込み頂けます.

　毎年末，次年度定期購読のご案内をお送りいたしますので，定期購読更新のお手間が非常に少なく済みます.

◇住所変更届けについて

　年間購読をお申し込みされております方は，その期間中お届け先が変更します際，必ずご連絡下さいますようよろしくお願い致します.

◇取消，変更について

　取消，変更につきましては，お早めに FAX，お電話でお知らせ下さい.

　返品は，原則として受けつけておりませんが，返品の場合の郵送料はお客様負担とさせていただきます. その際は必ず弊社へご連絡ください.

◇ご送本について

　ご送本につきましては，ご注文がありましてから約 1 週間前後とみていただきたいと思います.

◇個人情報の利用目的

　お客様から収集させていただいた個人情報，ご注文情報は本サービスを提供する目的(本の発送，ご注文内容の確認，問い合わせに対しての回答等)以外には利用することはございません.

　その他，ご不明な点は弊社までご連絡ください.

株式会社 全日本病院出版会　〒113-0033 東京都文京区本郷 3-16-4-7 F　電話 03(5689)5989　FAX03(5689)8030　郵便振替口座 00160-9-58753

FAX 専用注文書 リハ2403

年　月　日

○印	Monthly Book Medical Rehabilitation	定価(消費税込み)	冊数
	2024 年___月〜12 月定期購読(送料弊社負担)		
	MB Med Reha No. 293　リハビリテーション医療の現場で役立つくすりの知識　増大号	4,400 円	
	MB Med Reha No. 289　リハビリテーション診療に必要な動作解析　増刊号	5,500 円	
	MB Med Reha No. 280　運動器の新しい治療法とリハビリテーション診療　増大号	4,400 円	
	MB Med Reha No. 276　回復期リハビリテーション病棟における 疾患・障害管理のコツ Q&A―困ること，対処法―　増刊号	5,500 円	
	MB Med Reha No. 269　種目別スポーツ　リハビリテーション診療 ―医師の考え方・セラピストのアプローチ―　増大号	4,400 円	
	MB Med Reha No. 267　実践！在宅摂食嚥下リハビリテーション診療　増刊号	5,500 円	
	バックナンバー(号数と冊数をご記入ください)		

○印	Monthly Book Orthopaedics	定価(消費税込み)	冊数
	2024 年___月〜12 月定期購読(送料弊社負担)		
	MB Orthopaedics Vol. 36 No. 10　整形外科外来 Red Flags 2023　増刊号	6,600 円	
	MB Orthopaedics Vol. 36 No. 5　大人とこどものスポーツ外来 上肢・体幹編　増大号	5,720 円	
	バックナンバー(巻数号数と冊数をご記入ください 例：36-12 など)		

○印	書籍	定価(消費税込み)	冊数
	輝生会がおくる！リハビリテーションチーム研修テキスト―チームアプローチの真髄を理解する―	3,850 円	
	四季を楽しむ　ビジュアル嚥下食レシピ	3,960 円	
	優投生塾 投球障害攻略マスターガイド【Web 動画付き】	7,480 円	
	足の総合病院・下北沢病院がおくる！ ポケット判 主訴から引く足のプライマリケアマニュアル	6,380 円	
	外傷エコー診療のすすめ【Web 動画付】	8,800 円	
	明日の足診療シリーズIV　足の外傷・絞扼性神経障害、糖尿病足の診かた	8,690 円	
	明日の足診療シリーズIII　足のスポーツ外傷・障害の診かた	9,350 円	
	明日の足診療シリーズII　足の腫瘍性病変・小児疾患の診かた	9,900 円	
	明日の足診療シリーズI　足の変性疾患・後天性変形の診かた	9,350 円	
	運動器臨床解剖学―チーム秋田の「メゾ解剖学」基本講座―	5,940 円	
	足関節ねんざ症候群―足くびのねんざを正しく理解する書―	6,050 円	
	睡眠環境学入門	3,850 円	
	健康・医療・福祉のための睡眠検定ハンドブック up to date	4,950 円	
	小児の睡眠呼吸障害マニュアル第 2 版	7,920 円	

お名前　フリガナ　　　　　　　　　　　　　㊞　　　診療科

ご送付先　〒　　−　　　　□自宅　　□お勤め先

電話番号　　　　　　　　　　□自宅　□お勤め先

バックナンバー・書籍合計
5,000 円以上のご注文
は代金引換発送になります

―お問い合わせ先―
㈱全日本病院出版会営業部
電話 03(5689)5989

FAX 03(5689)8030

全日本病院出版会行

FAX 03-5689-8030

年　　月　　日

住 所 変 更 届 け

お 名 前	フリガナ	
お客様番号		毎回お送りしています封筒のお名前の右上に印字されております8ケタの番号をご記入下さい。
新お届け先	〒　　　　都　道 　　　　　府　県	
新電話番号	（　　　　　）	
変更日付	年　　月　　日より	月号より
旧お届け先	〒	

※ 年間購読を注文されております雑誌・書籍名に✓を付けて下さい。

☐ Monthly Book Orthopaedics （月刊誌）

☐ Monthly Book Derma. （月刊誌）

☐ Monthly Book Medical Rehabilitation （月刊誌）

☐ Monthly Book ENTONI （月刊誌）

☐ PEPARS （月刊誌）

☐ Monthly Book OCULISTA （月刊誌）

FAX 03-5689-8030

全日本病院出版会行

MEDICAL REHABILITATION

バックナンバー一覧

各号定価 2,750 円(本体 2,500 円＋税)．（増刊・増大号を除く）
在庫僅少品もございます．品切の場合はご容赦ください．
(2024 年 2 月現在)

掲載されていないバックナンバーにつきましては，弊社ホームページ（www.zenniti.com）をご覧下さい．

2024 年 年間購読 受付中！
年間購読料 40,150 円(消費税込)(送料弊社負担)
(通常号 11 冊＋増大号 1 冊＋増刊号 1 冊：合計 13 冊)

click

全日本病院出版会　　検索

編集主幹：宮野佐年　医療法人財団健貢会総合東京病院
　　　　　　　　　　リハビリテーション科センター長
　　　　　水間正澄　医療法人社団輝生会理事長
　　　　　　　　　　昭和大学名誉教授

No. 298　編集：
水野勝広　東海大学教授

Monthly Book Medical Rehabilitation No. 298

2024 年 3 月 15 日発行（毎月 1 回 15 日発行）
定価は表紙に表示してあります.
Printed in Japan

発行者　　末 定 広 光
発行所　　株式会社　全日本病院出版会
〒 113-0033　東京都文京区本郷 3 丁目 16 番 4 号 7 階
　　　　　電話（03）5689-5989　Fax（03）5689-8030
　　　　　郵便振替口座 00160-9-58753

印刷・製本　三報社印刷株式会社　　電話（03）3637-0005
広告取扱店　株式会社文京メディカル　電話（03）3817-8036

© ZEN・NIHONBYOIN・SHUPPANKAI, 2024